Gertrud Wagemann

Verständnis fördert Heilung

Der religiöse Hintergrund von Patienten aus unterschiedlichen Kulturen

Ein Leitfaden für
Ärzte, Pflegekräfte, Berater und Betreuer

VWB – Verlag für Wissenschaft und Bildung
2005

Bibliografische Information der Deutschen Bibliothek

Die Deutsche Bibliothek verzeichnet diese Publikation in der Deutschen Nationalbibliografie; detaillierte bibliografische Daten sind im Internet über <http://dnb.ddb.de> abrufbar.

ISBN 3-86135-292-3

durchgesehene Ausgabe 2006

Verlag und Vertrieb:
VWB – Verlag für Wissenschaft und Bildung, Amand Aglaster
Postfach 11 03 68 • 10833 Berlin
Tel: 030/251 04 15 • Fax: 030/251 11 36
e-mail: 100615.1565@compuserve.com
http://www.vwb-verlag.com

Lektorat:
Bernd Neubauer, Waake bei Göttingen

Inhaltsverzeichnis

Geleitwort der Herausgeber

Mit dem 3. Band des *Forums Migration Gesundheit Integration* wird erstmalig eine neue Perspektive zu dem Komplex „Verstehen fördert Heilung" vorgelegt. Auf vielfache Nachfrage möchten wir eine Übersicht zu den religiösen Hintergründen von Patienten aus unterschiedlichen Kulturen anbieten. Wir sind überzeugt, dass jedes Verstehen sowohl die Suche nach Ursachen und Aufrechterhaltung von Krankheiten und anderem menschlichen Leid erleichtert wie auch die Aushandlung passender Lösungen und Behandlungen.

Um sich fremd erscheinendes Verhalten von Patienten aus anderen Ländern erklären zu können, ist es unabdingbar, dass die Mitarbeiter des Gesundheitswesens wie auch die anderer Bereiche der sozialen Versorgung unseres Landes neben transkulturellen Kompetenzen und Konzepten – die bereits 1999 (SALMAN et al.), 2001 (SALMAN & HEGEMANN), 2001 (DOMENIG) und 2002 (HEGEMANN & LENK-NEUMANN) beschrieben und begründet wurden – auch über das dafür notwendige Hintergrundwissen verfügen. Religionen haben eben nicht nur, wie wir auf den ersten Blick meinen könnten, eine primär spirituelle Dimension, sondern sie sind die weltweit bedeutsamsten Kulturträger. Religionen prägen dadurch maßgeblich die Werte und das Verhalten nicht nur ihrer Mitglieder, sondern auch das von Menschen, die den einzelnen Glaubensgemeinschaften nicht mehr nahe stehen. In Ländern, die eine atheistisch geprägte Diktatur hinter sich haben, ist dies besonders anschaulich. Gerade in Zeiten von Leid und existenzieller Bedrohung werden religiöse Werte und Haltungen für die meisten von uns immer bedeutsamer.

Daher freuen wir uns, dass wir mit Frau Gertrud Wagemann eine ausgewiesene Expertin auf diesem Gebiet gewinnen konnten, die es verstanden hat, die kulturellen und lebenspraktischen Dimensionen der einzelnen Glaubensgemeinschaften in Hinblick auf die medizinische Versorgung, Pflege, Beratung und Betreuung kompakt und einprägsam vorzustellen. Uns – den Herausgebern der Reihe und der Autorin des hier vorliegenden Bandes – war von Beginn des Buchprojekts an klar, dass wir gemeinsam viel Mut aufbringen müssen, denn wir werden sicherlich kein Ergebnis vorstellen können, das alle Interessierten und Fachleute zugleich zufrieden stellen kann. Letztendlich entsprechen die Informationen, die uns in Interviews durch Expertinnen und Experten zur Verfügung gestellt wurden, auch individuellen Sichtweisen und dahinter stehenden Wertungen. Auch war es nicht möglich, die gesamte Fachliteratur zu dem Thema zu berücksichtigen, da dies den zur Verfügung gestellten Rahmen gesprengt hätte. Wir hatten aber auch nicht vor, eine wissenschaftliche Abhandlung oder Bewertung vorzunehmen. Unsere Absicht war, nützliche Informationen und Kenntnisse für Akteure in der praktischen Arbeit anzubieten.

Wie bei jeder derartigen Übersicht, sind Kompromisse zwischen verschiedenen medizinisch-anthropologischen, ethnologischen und religionswissenschaftlichen Ansätzen unvermeidlich.

- Um typische Muster einzelner Gemeinschaften beschreiben zu können, muss das Risiko der Stereotypenbildung eingegangen werden. Ausdrücklich möchten wir hier die Perspektive der Autorin noch einmal hervorheben, dass es sich nur um häufig anzutreffende Haltungen und Verhaltensmuster handeln kann, die in jedem Einzelfall eine große, durch die jeweilige Lebensgeschichte geprägte Varianz aufweisen wird. Worum es geht, ist, einen tieferen Dialog zu diesen Fragen mit den Patienten und ihren Angehörigen anzuregen. Beiträge in anderen Bänden unserer Reihe bieten dazu das erforderliche Methodenrepertoire.

- Entgegen der Tradition anderer Übersichtsbände zu Religionen wurde hier eine alphabetische Reihenfolge der einzelnen Gemeinschaften gewählt. Diese Darstellungsform schien uns die neutralste zu sein, da jede Zuordnung von religiösen Gruppen, die traditionell bereits massiver Diskriminierung ausgesetzt sind, zu den fünf großen Weltreligionen etwas tendenziell Übergriffiges hätte.
- Wir haben der besseren Lesbarkeit willen die männliche Sprachform gewählt. Es ist selbstverständlich, dass immer auch Frauen und Mädchen mitgemeint sind.

Besonders nützlich finden wir als Herausgeber das Verzeichnis der Herkunftsländer der Migranten mit den in ihnen vorherrschenden Religionen. Es bietet eine gute Übersicht und gestattet im Einzelfall ein schnelles Auffinden. Auch macht es deutlich, dass unser eigenes Land in seiner bundesstaatlichen Verfassung eine beachtliche Breite religiöser Unterschiedlichkeit aufweist.

Wir danken: Frau Wagemann für ihren großen Einsatz und ihr profundes Wissen; Herrn Amand Aglaster und dem VWB – Verlag für Wissenschaft und Bildung in Berlin für das Vertrauen und die Zusammenarbeit bei der Herausgabe dieses Bandes unserer Reihe, die sich einen festen Platz im Feld der gesundheitlichen Versorgung von Migranten erworben hat; für wertvolle Hinweise und große Unterstützung Dr. Dorothea Grieger und Dr. Claudia Martini aus dem Arbeitsstab der Beauftragten der Bundesregierung für Migration, Flüchtlinge und Integration. Nicht zuletzt danken wir Herrn Bernd Neubauer für das kompetente Lektorieren.

Wir wünschen allen Lesern eine anregende Lektüre und viel Mut, mit ihren Patienten und deren Familien über religiöse Fragen ins Gespräch zu kommen. Wir würden uns über konstruktive Rückmeldungen mit Vorschlägen zur Verbesserung, Ergänzung und zur Aktualisierung des vorliegenden Werkes freuen. Diese können dann in späteren Auflagen berücksichtigt werden.

Ramazan Salman & Thomas Hegemann

Literaturhinweis:

SALMAN, R; TUNA, S; LESSING, A (Hg.) (1999): Handbuch interkulturelle Suchthilfe. Modelle, Konzepte und Ansätze der Prävention, Beratung und Therapie. Gießen.

HEGEMANN, T; SALMAN, R (Hg.) (2001): Transkulturelle Psychiatrie. Konzepte für die Arbeit mit Menschen aus anderen Kulturen. Bonn.

DOMENIG, D (Hg.) (2001): Professionelle Transkulturelle Pflege. Handbuch für Lehre und Praxis in Pflege und Geburtshilfe. Bern u. a.

HEGEMANN T; LENK-NEUMANN, B (Hg.) (2002): Interkulturelle Beratung – Grundlagen, Anwendungsbereiche und Kontexte in der psychosozialen und gesundheitlichen Versorgung. Berlin.

Vorwort

Projektbeschreibung

Das vorliegende Handbuch ist ein Leitfaden für Ärzte, Pflegekräfte, Sozialberater und Betreuer zum sensiblen Umgang mit Patienten aus unterschiedlichen Religionen und Kulturen.

In 14 Kapiteln werden die zahlenmäßig größten in Deutschland lebenden Glaubensgemeinschaften sowie die großen ethnischen Gruppen der Kurden und der Roma und Sinti in ihren religiösen Grundzügen beschrieben und danach die Wertvorstellungen und Normen insbesondere der Migranten in medizinischer und pflegerischer Sicht aufgeführt. Ihr Inhalt wurde nach Interviews mit jeweils mehreren Vertretern sowie mit Ärzten aus den verschiedenen Religionen und Kulturen zusammengestellt.

Eine Länderübersicht mit der Zuordnung der in ihnen vorherrschenden Religionen ermöglicht eine erste Orientierung.

Der Leitfaden ist gedacht zum Gebrauch in Krankenhäusern, Pflegeheimen und Praxen, in Haftanstalten und Sozialstationen sowie in Pflegedienstschulen und für die Fortbildung von Ärzten. Er kann aber auch überall dort, wo interkulturelles Hintergrundwissen im Umgang mit Menschen hilfreich wäre, benutzt werden.

Die Darstellung von religiösen und ethnischen Besonderheiten birgt die Gefahr einer vorschnellen, unreflektierten Einordnung der Patienten und einer Erklärung von auffallenden Verhaltensweisen als kulturbedingte Phänomene. Dieses Handbuch will erste Schritte zum Kennenlernen der Migranten-Patienten erleichtern, indem es Fragen anregt. So kann beiderseitiges Vertrauen entstehen, das nicht zuletzt für den Heilungsprozess der Patienten wichtig ist.

Entstehung des Projekts

Im Januar 2002 wurde ich von der evangelischen Krankenhauspfarrerin der Charité Berlin, Ingrid Hamel, gefragt, ob ich an einem Projekt der Seelsorge für das Krankenhaus mitarbeiten wollte. Sie hatte durch einen Kollegen aus Cambridge eine Broschüre kennen gelernt, die das größte dortige Krankenhaus 1996 herausgegeben hatte. Sein Titel: "Religious and Cultural Beliefs Handbook" („Religiöses und kulturelles Handbuch der Glaubensrichtungen").

In dieser Broschüre werden die wichtigsten in England vertretenen Religionen, besonders die der Migranten, kurz erklärt. Dann folgt nach einem wiederkehrenden Fragen-Schema eine Zusammenstellung der besonderen Bedürfnisse von Patienten je nach ihrem Religionshintergrund.

Das englische Handbuch wurde ins Deutsche übersetzt und eine kleine Arbeitsgruppe gebildet, die es sich zur Aufgabe gemacht hat, einen ähnlichen Leitfaden für die Charité herzustellen. Dafür mussten die Verhältnisse der Migranten in Deutschland und die Situation in deutschen Krankenhäusern ermittelt werden. Nach längeren Vorüberlegungen übernahm ich im Sommer 2003 allein die weitere Arbeit am Projekt. Mir kam dabei meine jahrelange Tätigkeit in der Flüchtlingsbetreuung und meine Arbeit am Interkulturellen Kalender sowie an dem Buch „Feste der Religionen – Begegnung der Kulturen" (Kösel-Verlag, 1996) zugute.

Im Rahmen der Interviews, bei denen ich nicht nur Menschen aus verschiedenen Herkunftsländern, sondern auch aus allen sozialen Schichten kennengelernt habe, trat besonders ein Anliegen immer wieder hervor: Sie wünschen sich, dass sie als Individuum und nicht nur als Vertreter eines Landes, einer Glaubensgemeinschaft oder einer ethnischen Gruppe wahrgenommen werden. Denn nicht jeder von ihnen teilt alle traditionellen Werte dieser Länder, Religionen oder Gruppen. Ebenso gilt, dass nicht jeder, der religiöse oder traditionelle Vorschriften nicht befolgt und sich nicht an Tabus hält, damit automatisch in Opposition zu seiner Religion oder Kultur steht. Für alle Menschen ist es wichtig, dass sie nicht auf eine bestimmte kulturelle oder religiöse „Identität" reduziert werden. Das wäre Ausdruck einer falschverstandenen Kultursensibilität.

Aufbau und Struktur des Leitfadens

Das Handbuch beginnt mit einer Zusammenstellung der Herkunftsländer der Migranten und der Zuordnung der in ihnen vorherrschenden Religionen, um den Lesern eine erste Orientierung zu ermöglichen. Selbstverständlich können die zugewanderten Patienten auch gar keiner oder einer der dort nicht aufgeführten Religionen angehören, wie das Beispiel einer uns bekannten Nigerianerin zeigt, die Zeugin Jehovas ist.

Es folgen die Kapitel über die einzelnen Glaubensgemeinschaften. Je ein Kapitel über Kurden und über Roma und Sinti wurde hinzugefügt, obwohl diese ethnische Gemeinschaften sind, die sich nicht über eine bestimmte Religion definieren lassen. Es war mir wichtig, gerade diese beiden Gruppen in den Leitfaden aufzunehmen, weil ihnen oft mit Unkenntnis und Vorurteilen begegnet wird. Unterschiedliche Ethnien haben auch innerhalb der Religionskapitel ihren Platz, wenn sie eine Rolle als Migranten in Deutschland spielen.

Auf der Welt gehören mehr als 90 Millionen Menschen in etwa 100 Ländern den Naturreligionen an. Die meisten von ihnen leben in Afrika. Aus diesem Grund und weil besonders viele Migranten oft als Verfolgte nach Deutschland gekommen sind, habe ich mich auf die Anhänger der Naturreligionen aus Afrika beschränkt.

Eine Zuordnung aller Glaubensgemeinschaften zu den fünf Weltreligionen und ihren Traditionslinien wurde nicht, wie zunächst geplant, vorgenommen, da sie der Realität und dem Selbstverständnis vieler Religionsangehöriger nicht entsprochen hätte. So kann man zum Beispiel Konfuzianer und Daoisten nicht dem Buddhismus zuschreiben. Die Sikhs haben ihren Ursprung in zwei Religionen, im Hinduismus und im Islam. Die Yeziden sind eine ganz eigene Religion, und die Naturreligionen in Afrika spielen in ihrer teilweisen Verschmelzung mit dem Christentum und dem Islam eine Sonderrolle.

Mit der alphabetischen Reihenfolge kann jegliche Wertung vermieden und das Auffinden bestimmter Glaubensgemeinschaften erleichtert werden.

Die einzelnen Kapitel sind nach einem einheitlichen Schema strukturiert. Dieses bildete auch die Grundlage für die Gespräche mit den Interviewpartnern.

- Grundzüge der jeweiligen Religion mit Anzahl der Gläubigen weltweit und in Deutschland
- Religiöse und ethnische Bräuche mit den wichtigsten Festen
- Familienstrukturen, Ernährung, Hygiene
- Medizinische Besonderheiten, Transfusionen, Organspenden, Transplantationen
- Geburt, Empfängnisverhütung, Schwangerschaftsabbruch
- Tod, Nach dem Tod, Obduktion
- Ein Weisheits- oder Segensspruch aus der jeweiligen Religion

Während der Arbeit an den Interviews ergab es sich, dass die vorgegebenen Stichworte zum Teil komplexer zu verstehen sind: So findet man z. B. unter dem Punkt „Familienstrukturen" auch Angaben über gesellschaftliche Zusammenhänge oder über sexuelle Auffassungen innerhalb einer Glaubensgemeinschaft. Einige Überschriften fallen ganz heraus, wenn keine Angaben über Besonderheiten vorlagen.

Dem Kapitel „Religiöse und ethnische Bräuche" ist jeweils ein Satz vorangestellt, in dem es um die Bitte geht, die folgenden Angaben nicht einfach auf die Patienten zu übertragen, sondern sie nur als Grundlage für eigenes Fragen und Erkunden anzusehen. Diese Bitte ergab sich aus Gesprächen mit Vertretern sozialer Einrichtungen, bei denen uns entgegengehalten wurde, dass die Darstellungen der unterschiedlichen religiösen Bedürfnisse der Patienten diesen eher schaden als nützen könnten. Benutzer des Leitfadens würden sich einen schnellen Überblick verschaffen wollen und die Patienten bestimmten Gruppen zuordnen oder auffallende Verhaltensweisen als kulturbedingte Phänomene missverstehen. Wir nehmen diese Mahnung sehr ernst. Ich habe mehrere der Religionsvertreter auf dieses Problem angesprochen und immer wieder versichert bekommen, dass sie, die Betroffenen, diese Gefahr nicht sehen. Im Gegenteil, sie waren erfreut über die Wahrnehmung ihrer kulturellen Identität und über die Aufnahme ihrer Religionsgemeinschaft in den Leitfaden. Die Chance, durch die Vermittlung von Informationen aus erster Hand Missverständnisse abzubauen, die auf Unwissenheit oder auf Vorurteilen beruhen, ist größer als die Gefahr der Stigmatisierung.

Am Ende eines jeden Kapitels steht ein Weisheits- oder Segensspruch aus der jeweiligen Religion, damit wenigstens an einer Stelle der geistige Reichtum einer Religionsgemeinschaft im Original zeichenhaft sichtbar wird.

Wir möchten anregen, diesem Leitfaden in Krankenhäusern und Pflegeeinrichtungen eigene **Listen mit den Namen** von Ärzten und Ärztinnen aus verschiedenen Ländern, von multiethnischem Pflegepersonal und von Geistlichen der verschiedenen Religionen anzufügen. Ebenso sollte auf einen Raum der Stille oder einen Andachtsraum hingewiesen werden. Auch die Adressen von Gotteshäusern der jeweiligen Religionen können hilfreich sein.

Dem Leitfaden ist ein **Interkultureller Kalender** mit den wichtigsten Festdaten der Weltreligionen beigefügt. Dieser Kalender ist jeweils im November für das kommende Jahr erhältlich bei dem Integrationsbeauftragten des Senats von Berlin.

Gertrud Wagemann

Einleitung

Tradition heißt, das Feuer hüten und nicht die Asche bewachen.
(Tibetanisches Sprichwort)

Den religiösen Bedürfnissen der Versicherten ist Rechnung zu tragen.
(Sozialgesetzbuch 5, Gesetzliche Krankenkasse § 2 Abs. 3)

In der Spannweite zwischen Traditionsbewahrung und gesellschaftspolitischer Verantwortung liegt die Motivation für den vorliegenden Leitfaden. Migranten spielen im Gesundheitswesen eine gewichtige Rolle. Vertreter von Krankenkassen sprechen von einer Klientel von etwa 10 % Bürgern mit nichtdeutschem Pass und einer Vielzahl von deutschen Staatsbürgern, die aus anderen Kulturen stammen. Sie haben festgestellt, dass Missverständnisse zu falschen Anamnesen, Diagnosen und Therapien führen können. Hier liegt ein bisher wenig beachteter Kostenfaktor.

Wichtiger als die Berücksichtigung ökonomischer Folgen scheint mir, herauszufinden, was neben dem gravierenden Problem der unterschiedlichen Sprachen und Ausdrucksweisen zu diesen Missverständnissen führen könnte.

Menschen aus verschiedenen Kulturen kommen sich im Krankheitsfall plötzlich sehr nahe. Der Intimbereich ihres Körpers ist betroffen. Nicht nur die Krankheit selbst, sondern auch die unerwarteten Situationen und Konfrontationen machen den Patienten Angst. So wird die Verständigung untereinander zu einer der Voraussetzungen für Wohlbefinden und Heilung.

Was aber haben Krankheit und Gesundheit von Migranten mit Religion zu tun? Alle Menschen, die auf irgendeine Weise mit Zugewanderten arbeiten oder mit ihnen zusammenleben, haben die Erfahrung gemacht, dass die Religion in vielen Kulturen eine größere Rolle spielt als in Deutschland. Oder umgekehrt: Migranten stellen immer wieder fest, wie wenig hier in Deutschland Religion das Leben, das Alltagsleben, bestimmt.

Die Exilsituation bringt es mit sich, dass zwar manche Zuwanderer in der Fremde ihre Religion vergessen, andere sie zu verstecken suchen. Wieder andere können sie nicht ausüben, weil die Wohnmöglichkeiten das nicht zulassen oder weil sie hier allein leben.

Sehr oft aber verstärkt sich das Bedürfnis nach Religion, das heißt auch nach Halt, nach Gruppenzugehörigkeit. Gerade wenn Menschen in einer fremden Umgebung in der Minderheit sind und erleben, dass sie ignoriert oder sogar abgelehnt werden, suchen sie nach Werten, um die eigene Identität zu spüren.

Diese Gründe nennen auch in Deutschland lebende Türken, von denen sich nach einer Studie des Essener Zentrums für Türkeistudien heute 83 % als religiös bezeichnen, 10 % mehr als im Jahr 2000. Wenn dann zu der besonderen Situation, freiwillig oder notgedrungen als Zuwanderer in einem Land zu leben, der Ausnahmefall einer Krankheit tritt, kann die Hinwendung zur Religion Entlastung und Trost bringen. Kranke machen die Erfahrung, dass die Besinnung auf religiöse Werte und Rituale ihre Heilkräfte unterstützen kann.

Ein vietnamesischer junger Mann hat berichtet, dass seine alten, zu ihm nach Deutschland gezogenen Eltern eigentlich nie sehr gläubige Menschen waren, dass sie sich aber angesichts von eigener Krankheit und nahendem Tod an alte buddhistische Riten erinnerten. Es war ihnen ein Bedürfnis, ihm alles genau zu erklären und ihn zu bitten, einen Hausaltar in seiner Wohnung einzurichten. Dass ihr Sohn die Verantwortung für eine religionsgetreue Beerdigung übernahm, hat seine Eltern sehr beruhigt und ihnen etwas von dem Fremdheitsgefühl genommen. Nach dem Tod der Eltern ist die Hinwendung des Sohnes zur Religion nicht schwächer, sondern eher intensiver geworden. Dazu können also die Wünsche von Familienangehörigen, denen man als treues Mitglied gerecht werden möchte, auch beitragen.

Diese Zusammenhänge spielen im Krankenhaus eine wichtige Rolle. Gerade bei Menschen aus anderen Herkunftsländern ist das Familiengefühl oft stärker als bei Einheimischen.

Es wäre schön, wenn sich Ärzte und Pflegekräfte immer wieder bewusst machten, dass der religiöse Hintergrund viele Migranten umfassend geprägt hat. Dazu gehört auch das unterschiedliche Verständnis von Gesundheit und Krankheit, die andersartige Einordnung von somatischen und psychischen Erkrankungen sowie das tradierte Verhältnis zum Schmerz.

Weiterhin hat die Religion von Migranten im Gesundheitsbetrieb neben der emotionalen Seite auch Bedeutung im Hinblick auf Gesetze und Normen. Viele gläubige Patienten möchten die religiösen Reinheits- und Ernährungsgebote befolgen. Sie wünschen sich Verständnis für die Notwendigkeit dieser Gebote und ihrerseits Vertrauen in die Maßnahmen der Ärzte und Pflegekräfte auch auf diesem speziellen Gebiet.

Eine „vertrauensbildende Maßnahme“ tragen wir stets mit uns. Wir haben sie manchmal nur vergessen. Oft sind wir zu angespannt: das Krankenhauspersonal aufgrund seiner Pflichten, im Stress, in der Routine; die Patienten aufgrund vielschichtiger Ängste. Sie ist nicht auf Sprache angewiesen. Sie kostet weder Zeit noch Geld. Es ist ein Lächeln auf unserem Gesicht.

Herkunftsländer der Migranten mit den in ihnen vorherrschenden Religionen

Es wurden nur die Länder aufgeführt, aus denen mehr als 500 Migranten in Deutschland leben (Statistisches Bundesamt, 2/2003); Anzahl der Religionsangehörigen in den Ländern nach GeoHive – Global Statistics, Juli 2004, Fischer Weltalmanach 2004 und andere Jahrgänge. *(„St." = Staatsreligion)

Afghanistan	Muslime 99 % (Sunniten 84 %, Schiiten 15 %)
Ägypten St.*	Muslime (Sunniten) 94 %, Kopten 6 %, andere Christen, Juden
Albanien	Muslime (Sunniten) 70 %, orthodoxe Christen 20 %, Katholiken 10 %
Algerien St.*	Muslime (Sunniten) 99 %, Christen, Juden
Angola	Afrikanische Christen (Katholiken 38 %, Protestanten 15 %), Anhänger v. Naturreligionen 47 %
Argentinien	Katholiken 92 %, Protestanten 2 %, Juden, Muslime, Anh. v. Naturreligionen
Armenien	Christen (armenisch-apostolisch 94 %, russisch-orthodox, Protestanten)
Aserbaidschan	Muslime 93 % (Schiiten 65 %, Sunniten 35 %), Christen
Äthiopien	Muslime (Sunniten) 45-50 %, koptische Christen 35-45 %, Anh. v. Naturreligionen 12 %
Australien	Christen (Anglikaner, Katholiken, Protestanten, orthodoxe) 76 %, Buddhisten, Muslime, Hindus, Anh. v. Naturreligionen, Juden
Bangladesch St.*	Muslime (Sunniten) 83 %, Hindus, Buddhisten, Christen
Belgien	Christen (Katholiken 75 %, Protestanten 10,5 %), Muslime, Juden
Benin	Anh. v. Naturreligionen 70 %, afrikanische Christen 15 %, Muslime 15 %
Bolivien	Christen (Katholiken 95 %, Protestanten, Mennoniten), Baha'i
Bosnien-Herzegowina	Muslime 40 %, serbisch-orthodoxe Christen 31 %, Katholiken 15 %, Protestanten 4 %
Brasilien	Christen (Katholiken 80 %, Protestestanten), Buddhisten, Baha'i, Muslime, Juden, Anh. v. Naturreligionen
Bulgarien	Bulgarisch-orthodoxe Christen 83,5 %, Muslime 13 %, Katholiken, Juden, Protestanten
Burkina Faso	Muslime 50 %, Anh. v. Naturreligionen 40 %, afrikanische Christen 10 %
Burundi	Christen (Katholiken 62 %, Protestanten 5 %), Anh. v. Naturreligionen 23 %, Muslime, Baha'i
Chile	Christen (Katholiken 89 %, Protestanten 11 %), Baha'i, Juden, Anh. v. Naturreligionen
China (VR)	Daoisten, Buddhisten, Muslime, Protestanten, Katholiken, Konfuzianer
Costa Rica	Christen (Katholiken 85 %, Protestanten 14 %), Baha'i
Dänemark	Evangelisch-lutherische Christen 97 %, Juden

Deutschland	Christen (Protestanten 38 %, Katholiken 34 % u. a.), Muslime 1,7 %, Juden
Domenikan. Republik	Katholische Christen 95 %
Ecuador	Christen (Katholiken 95 %, Protestanten)
Elfenbeinküste	Muslime 60 %, Christen 22 %, Anh. v. Naturreligionen 18 %
El Salvador	Christen (Katholiken 86 %, Protestanten), Anh. v. Naturreligionen
Eritrea	Koptisch-orthodoxe Christen ca. 50 %, Muslime ca. 50 %, Anh. v. Naturreligionen
Estland	Christen (Lutheraner, russisch-orthodoxe, Katholiken > 60 %)
Finnland	Christen (Lutheraner 89 %, orthodoxe Christen), Muslime, Juden
Frankreich	Christen (Katholiken 80 %, Protestanten u. a.), Muslime 10 %, Juden 1 %
Gabun	Christen (Katholiken 60 %, Protestanten 5 %), Muslime 5 %, Anh. v. Naturreligionen 3 %
Gambia	Muslime 90 %, Christen 9 %, Anh. v. Naturreligionen 1 %
Georgien	Georgisch-orthodoxe Christen 65 %, Muslime 11 %, russisch-orthodoxe Christen 10 %, armenisch-apostolische Christen
Ghana	Anh. v. Naturreligionen 38 %, Muslime 30 %, Christen 24 %
Griechenland	Griechisch-orthodoxe Christen 98 %, andere Christen, Muslime, Juden
Großbritannien St.*	Anglikanische Christen 50 %, andere Christen, Muslime, Sikhs, Hindus, Juden
Guatemala	Christen (Katholiken 80 %, Protestanten 19 %), Baha'i
Guinea	Muslime 85 %, Christen 8 %, Anh. v. Naturreligionen 7 %
Guinea Bissau	Anh. v. Naturreligionen 54 %, Muslime 38 %, Christen 8 %
Haiti	Katholische Christen 80 %, Voodoo-Kulte Praktizierende 70 %
Honduras	Christen (Katholiken 97 %, Anglikaner), Baha'i
Indien	Hindus 80 %, Muslime 4 %, Sikhs, Christen, Buddhisten u. a.
Indonesien	Muslime 88 %, Christen 8 %, Hindus 2 %, Buddhisten 1 %, andere 1 %
Irak St.*	Muslime 97 % (Schiiten 60-65 %, Sunniten: v. a. Kurden, Aserbaidschaner, Araber 32-37 %), Christen u. a. 3 %
Iran St.*	Muslime 99 % (Schiiten 89 %), Juden, Christen, Baha'i
Irland	Christen (Katholiken 77 %, Anglikaner 9 %, Presbyterianer), Muslime, Juden
Israel	Juden 80 %, Muslime (Sunniten) 15 %, Christen 2 %, Baha'i
Italien	Christen (Katholiken 90 %, Protestanten), Juden, Muslime
Jamaika	Christen (Protestanten 56 %, andere), Rastafari, Baha'i, Muslime, Juden
Japan	Shintoisten und Buddhisten 84 %, Mischreligionen, Christen
Jemen St.*	Muslime (Sunniten) 99 %
Jordanien	Muslime (Sunniten) 96 %, orthodoxe Christen
Kambodscha St.*	Buddhisten 95 %, Muslime, Christen

Kamerun	Afrikanische Christen 40 %, Anh. v. Naturreligionen 40 %, Muslime 22 %
Kanada	Christen (Katholiken 42%, Protestanten 40 %), Muslime, Juden, Buddhisten, Hindus, Sikhs, Zeugen Jehovas
Kasachstan	Muslime (Sunniten) 47 %, russ.-orthodoxe Christen 44 %, Protestanten u. a.
Kenia	Christen (Protestanten 38 %, Katholiken 28 %), Anh. v. Naturreligionen 26 %, Muslime, Hindus, Juden
Kirgisistan	Muslime (Sunniten) 75 %, orthodoxe Christen 20 %, Buddhisten u. a.
Kolumbien	Christen (Katholiken 90 %, Protestanten) Juden
Kongo, Demokratische Republik	Christen (Katholiken 50 %, Protestanten 20 %, afrikanische Christen u. a. 15 %), Muslime 10 %, Anh. v. Naturreligionen 10 %
Korea, Nord	Buddhisten, Konfuzianer, Christen
Korea, Süd	Christen 49 %, Buddhisten 47 %, Konfuzianer 3 %
Kroatien	Christen (Katholiken 88 %, Orthodoxe 4 %, Protestanten), Muslime 1 %, Juden
Kuba	Christen (Katholiken 40 %, Protestanten)
Laos	Buddhisten 60 %, Anh. v. Naturreligionen 34 %, Christen, Muslime, Konfuzianer
Lettland	Christen (Lutheraner 55 %, Katholiken 24 %, russisch-orthodoxe 9 %)
Libanon	Muslime (Schiiten, Sunniten, Drusen, Ismailiten, Nusairi) 70 %, Christen (Maroniten 25 %, griech.-orthodoxe, griech.-kath., apostolische Armenier)
Liberia	Anh. v. Naturreligionen 40 %, afrikanische Christen 40 %, Muslime 20 %
Libyen St.*	Muslime 97 %, Katholiken, koptisch-orthodoxe Christen
Litauen	Christen (Katholiken 79 %, russisch-orthodoxe 4 %)
Luxemburg	Christen (Katholiken 97 %, Protestanten), Juden
Madagaskar	Anh. v. Naturreligionen 52 %, Christen 41 %, Muslime 7 %
Malaysia St.*	Muslime (Sunniten) 60 %, Buddhisten 19 %, Christen 9 %, Hindus 6 %, chinesische Religionen, Sikhs, Hindus, Christen, Anh. v. Naturreligionen
Mali	Muslime 90 %, Anh. v. Naturreligionen 9 %, afrikanische Christen 1 %
Marokko St.*	Muslime (Sunniten) 98 %, Christen, Juden
Mauretanien St.*	Muslime 99,6 %
Mauritius	Hindus 52 %, Christen 28 %, Muslime 16 %
Mazedonien	Christen (orthodoxe, Katholiken) 67 %, Muslime 30 %
Mexiko	Christen (Katholiken 89 %, Protestanten 6 %), Baha'i, Juden
Moldau, Moldawische Republik	Russisch-orthodoxe Christen 98 %, Juden, Baptisten
Mongolei	Buddhisten 90 %, Anh. v. Naturreligionen, Muslime
Mosambik	Anh. v. Naturreligionen 50 %, Christen, Muslime

Myanmar	Buddhisten 88 %, Christen 6 %, Muslime 4 %, Anh. v. Naturreligionen 3 %, Hindus 1 %
Namibia	Christen (lutherische, reformierte, Anglikaner, Katholiken) 82 %, Anh. v. Naturreligionen
Nepal St.*	Hindus 90 %, Buddhisten 5 %, Muslime 3 %, Christen
Neuseeland	Christen (Anglikaner, Presbyterianer, Katholiken, Methodisten, Baptisten, Protestanten) 62 %, Maori-Religionen
Nicaragua	Christen (Katholiken 91 %, Protestanten 5 %), Anh. v. Naturreligionen
Niederlande	Christen (Katholiken 33 %, Protestanten 25 %), Muslime 4 %, Juden
Niger	Muslime 95 %, Anh. v. Naturreligionen 15 %, Christen
Nigeria	Muslime 50 %, afrikanische Christen 40 %, Anh. v. Naturreligionen
Norwegen St.*	Christen (evangelisch-lutherische 86 %, Katholiken), Muslime
Österreich	Christen (Katholiken 78 %, Protestanten 5 %), Muslime 4 %, Juden
Pakistan St.*	Muslime 97 % (Sunniten 77 %, Schiiten 20 %), Christen, Hindus, Buddhisten
Paraguay	Christen (Katholiken 90 %, Mennoniten, Protestanten), Baha'i
Peru	Christen (Katholiken 90 %, Protestanten), Anh. v. Naturreligionen
Philippinen	Christen (Katholiken 84 %, Protestanten 9 %), Muslime, Anh. v. Naturreligionen, Buddhisten
Polen	Christen (Katholiken 95%, russisch-orthodoxe, Protestanten)
Portugal	Christen (Katholiken 93 %, Protestanten), Muslime, Juden
Ruanda	Afrikanische Christen 74 %, Muslime 10 %, Anh. v. Naturreligionen
Rumänien	Christen (rumänisch-orthodoxe 87 %, Katholiken, reformierte, Pfingstler, griechisch-orthodoxe, Baptisten), Muslime, Juden
Russische Föderation	Russisch-orthodoxe Christen, Muslime, Juden
Sambia	Afrikanische Christen 72 %, Anh. v. Naturreligionen 27 %, Muslime, Hindus
Saudi-Arabien St.*	Muslime (Sunniten 98 %, Wahhabiten, Schiiten), Christen, Hindus
Schweden	Christen (evangelisch-lutherische 87 %, Katholiken, orthodoxe, Baptisten, Pfingstler, Protestanten), Muslime, Juden, Buddhisten
Schweiz	Christen (Katholiken 46 %, Protestanten 40 %), Muslime 2 %, Juden
Serbien-Montenegro	Christen (serbisch-orthodoxe 44 %, Katholiken 31 %, Protestanten), Muslime 12 %, Juden
Senegal	Muslime 92 %, Anh. v. Naturreligionen 6 %, afrikanische Christen 2 %
Sierra Leone	Muslime 60 %, Anh. v. Naturreligionen 30 %, afrikanische Christen 10 %
Simbabwe	Katholiken 12 %, orthodoxe), Muslime, Juden
Singapur	Buddhisten 43 %, Muslime 15 %, Christen 15 %, Daoisten 9 %, Hindus 4%, Sikhs
Slowakei	Christen (Katholiken 60 %, Protestanten 8 %, orthodoxe 4%)
Slowenien	Christen (Katholiken 71 %, Protestanten), Muslime, Juden

Somalia St.*	Muslime (Sunniten) 99 %, Christen
Spanien	Katholische Christen 98 %, Muslime, Juden
Sri Lanka	Buddhisten 70%, Hindus 15%, Katholische Christen 8 % Muslime 7 %
Südafrika	Afrikanische Christen 68 %, Muslime 2 %, Hindus 1,8 %, Anh. v. Naturreligionen, Juden
Sudan St.*	Muslime 70 % (im Norden), afrikanische Christen 10 %, Anh. v. Naturreligionen 20 %
Syrien	Muslime (Sunniten 74 %, Alawiten, Drusen u. a. 16 %), Christen 10 %, Juden
Tadschikistan	Muslime (Sunniten 80 %, Schiiten 5%), russisch-orthodoxe Christen
Tansania	Christen (Katholiken 33 %, Protestanten 13 %), Muslime 35 %, Anh. v. Naturreligionen, Hindus
Thailand	Buddhisten 95 %, Muslime 4 %, Christen, Hindus, Konfuzianer
Togo	Anh. v. Naturreligionen 70 %, Christen 20 %, Muslime 10 %
Tschechische Republik	Christen (Katholiken 27 %, Protestanten)
Tunesien St.*	Muslime (Sunniten) 98 %, Juden, Christen (Katholiken, Protestanten)
Türkei	Muslime (Sunniten 99 %, davon ca. 30 % Aleviten), Christen, Juden
Turkmenistan	Muslime (Sunniten 89 %), orthodoxe Christen 9 %
Uganda	Christen (Katholiken 33 %, Anglikaner u. a., Protestanten 33 %), Anh. v. Naturreligionen 18 %, Muslime 16 %
Ukraine	Christen (orthodoxe: 3 verschiedene Gruppen, Katholiken), Juden, Muslime
Ungarn	Christen (Katholiken 68 %, Calvinisten 20 %, lutherische 5 %, orthodoxe), Juden, Muslime
Uruguay	Christen (Katholiken 66 %, Protestanten 2 %), Juden 2 %
USA	Christen (Protestanten verschiedener Konfessionen 56 %, Katholiken 28 %), Juden 2 %, Muslime 1,3 %, Buddhisten, Hindus, Baha'i, Sikhs
Usbekistan	Muslime (Sunniten, Schiiten) 88 %, orthodoxe Christen 9 %, Juden
Venezuela	Christen (Katholiken 96 %, Protestanten 2 %, orthodoxe), Muslime, Juden
Vereinigte Arabische Emirate St.*	Muslime (Sunniten 80 %, Schiiten 16 %), Christen 3%
Vietnam	Buddhisten 55 %, katholische Christen 5 %, Daoisten., Konfuzianer, Anh. v. Naturreligionen
Weißrussland	Christen (russisch-orthodoxe 80 %, Katholiken 8 %, Protestanten), Muslime, Juden
Zypern	Christen (orthodoxe 78 %, Maroniten., armenische u. a.), Muslime 18 %

Glaubensgemeinschaften in Deutschland

Aleviten

Das Alevitentum stellt, obwohl es Parallelen zum schiitischen Islam gibt, eine eigenständige Glaubensgemeinschaft dar, die vorwiegend in der Türkei beheimatet ist. Die Aleviten sollten nicht mit den Alawiten, einer schiitischen Sekte, verwechselt werden.

Bedeutende Wegbereiter des Alevitentums waren Pir Hadschi Bektasch Veli, der im 13. Jahrhundert einen mystischen Orden gründete und wie ein Heiliger verehrt wird, sowie Pir Sultan Abdal, der im 16. Jahrhundert als Freiheitskämpfer und Poet wirkte. Seine Gedichte werden noch heute bei religiösen und kulturellen Veranstaltungen rezitiert und gesungen.

Wegen ihrer ursprünglich mystischen Religiosität und der Ablehnung wesentlicher islamischer Gesetze und Rituale wurden sie über die Jahrhunderte hinweg immer wieder verfolgt. Daraufhin gingen sie gleichsam in den Untergrund, das heißt, sie schützten sich mit „takiya" (Verstellung), indem sie ihre religiöse und ethnische Zugehörigkeit geheimhielten.

So haben sich auch die Aleviten, die nach Deutschland als Gastarbeiter, Studenten und Flüchtlinge kamen, verhalten. Dies änderte sich erst Anfang der neunziger Jahre und setzte vom Ausland kommend auch in der Türkei eine Bewegung in Gang, die unter dem Motto „Wir haben nichts zu verbergen" agierte. Ein starker Impuls für diese Entwicklung war der im Juli 1993 von radikalen Islamisten in der türkischen Stadt Sivas verübte Brandanschlag auf die Teilnehmer einer großen alevitischen Kulturveranstaltung, bei dem 37 Menschen starben. Vor allem junge Aleviten traten nun offensiv für ihre Glaubensgemeinschaft und für ihre Identität ein.

Die Aleviten werden nicht statistisch erfasst. In der Türkei machen sie bis zu 30 % der Bevölkerung aus. In Deutschland leben schätzungsweise 400 000 Aleviten. Ihre Kultsprache ist meistens Türkisch. Die Gebete können aber auch in anderen, für die Gemeindemitglieder verständlichen, Sprachen gehalten werden.

Grundzüge der alevitischen Religion

Im Mittelpunkt der Glaubenslehre steht die Liebe zum Menschen. Sie bildet den Kern der humanistischen Philosophie der Aleviten. Einer, der diese Liebe am stärksten verkörpert, ist Hazreti (arabisch/persisch/türkisch = Herr) **Ali**, der Vetter und Schwiegersohn des Propheten Muhammed, dessen von Allah bestimmter Nachfolger und erster Imam der Aleviten (Imam hier = göttlich geleiteter Führer). Nach alevitischer Entstehungslehre ist der Ursprung des Lebens ein Licht, aus dem alles Lebendige und Nichtlebendige hervorgegangen ist. Ali wurde aus demselben Lichtpartikel Allahs oder Haks (Gott) geschaffen wie Muhammed, beide sind Träger des göttlichen Lichts. Über Alis Söhne Hasan und Husein, den zweiten und dritten Imam, wurde dieses Licht an die folgenden aus seiner Familie stammenden Imame weitergegeben. Die Aleviten glauben, dass der letzte der zwölf Imame nicht gestorben ist, sondern sich von der Welt zurückgezogen hat und eines Tages als Mahdi, als Erlöser, zurückkehren wird.

Die Verehrung Alis und der zwölf Imame teilen die Aleviten mit den schiitischen Muslimen.

Die „Fünf Säulen des Islam" – Glaubensbekenntnis, feste Gebetsfolge, Fasten, Abgaben für die Armen und Pilgerreise nach Mekka – haben für die Aleviten keine Bedeutung. Viele von ihnen betrachten den heutigen Koran nicht als Original und fühlen sich daher nicht an ihn gebunden.

Wichtiger ist es für sie, den verborgenen Sinn des Seins durch Erkenntnis zu finden. Die Gläubigen suchen die direkte Nähe zu Allah, mit dem sie und alles Seiende eins sind. Nicht alle können dieses Einssein mit dem Göttlichen erreichen. Vier Tore muss der nach Vollkommenheit strebende Mensch durchschreiten, die hohe Anforderungen an ihn stellen. Für jeden Aleviten aber gelten die Werte: Menschenliebe, Gerechtigkeit und Toleranz gegenüber Andersgläubigen. Zur Erkenntnis der Wahrheit und der Zusammenhänge im Universum dienen Wissenschaft und logisches Denken. Viele Wege können zum Ziel führen.

Bitte, übertragen Sie die folgenden Angaben nicht einfach auf Ihre Patienten. Sie sollen Ihnen nur als Grundlage für eigenes Fragen und Erkunden dienen.

Religiöse und ethnische Bräuche

Den Mittelpunkt des Gemeindelebens bilden zwei- bis dreimal im Jahr stattfindende Versammlungen, die Cem (gesprochen: Dschem). An diesen festlichen Zeremonien nehmen Männer und Frauen gemeinsam teil. Die geistlichen Führer heißen „Dede" (umgangssprachlich) oder „Pir" (kurdisch = der Alte, der Weise). Sie stammen aus „heiligen Familien", die sich als Nachfahren des Propheten sehen, und besitzen in allen Fragen des Lebens große Autorität.

Die Cem-Versammlungen sind geprägt von Gebeten und Gesängen, die auf dem früher im Islam verbotenen Saiteninstrument Saz begleitet werden. Viele Texte stammen von dem berühmten alevitischen Dichter Yunus Emre (1250–1320) und von Pir Sultan Abdal, dem wichtigsten alevitischen Volkssänger. Auch heute gibt es Dichter und Sänger wie den kürzlich verstorbenen Mahsuni Sheriff, dessen Lieder bei den alevitischen Veranstaltungen und Cem-Gebeten gesungen werden.

Zu Beginn der Cem fragt der Dede nach alter Sitte, ob es ungeklärte Streitigkeiten in der Gemeinde gibt. Dies ist die Gelegenheit, Auseinandersetzungen zu klären und zu lösen. Als erste Maßnahme nach Verfehlungen gilt die Übernahme einer Arbeit für andere und bei Arbeitsunfähigkeit eine Geldbuße. Die höchste Strafe ist der Ausschluss aus der Gemeinschaft. Wichtig ist aber, dass die Scharia im Alevitentum abgelehnt wird und dass es beispielsweise keine Körperstrafe gibt. Heute bleibt die Frage des Dede manchmal eher formal, weil die Vertrautheit unter den Gemeindemitgliedern in der Fremde nicht so groß ist.

Die Cem-Versammlungen schließen mit rituellen Tänzen (Semah) von Frauen und Männern und mit einem gemeinsamen Mahl ab.

Zum volkstümlichen Glauben der Aleviten gehören die drei ethischen Gebote: Beherrsche deine Hände, deine Zunge und deine Lenden.

Ein besonders von jungen Aleviten häufig getragenes Zeichen ist das Zülfikar, das in zwei Spitzen auslaufende Krummschwert Alis, das sie als Anhänger in Gold oder als Applikation verwenden, während arabische Schiiten das Zülfikar in Silber bevorzugen.

Die wichtigsten **Feste** der Aleviten sind das Muharrem- und das Hizir-Fasten. Muharrem findet an den ersten zwölf Tagen des islamischen Monats Muharram statt mit dem Höhepunkt am zwölften Tag, Ashura, an dem Aleviten und Schiiten an das Martyrium des dritten Imam Husein denken. Vom 13. bis 15. Februar wird das Hizir-Fasten zu Ehren des volkstümlichen Heiligen Hizir begangen.

Nevroz am 21. März ist für die Aleviten wie für viele ethnische Gruppen das altpersische Frühlings- und Neujahrsfest, an dem sie zugleich den Geburtstag von Ali feiern.

Das Opferfest gehört nicht zur alevitischen Tradition. Zwar ist das Ritual des Opfers als Gebet und als Gabe an die Bedürftigen den Aleviten heilig, aber das Feiern dieses großen islamischen Festes gehört nicht zu ihrer Religion, wie sie auch die dazugehörende Pilgerfahrt nach Mekka nicht durchführen und nicht in die Moschee gehen. Seit die Aleviten in der Türkei aus ihren Dörfern in die Städte gezogen sind, wo sie mit den Muslimen zusammenleben, haben sie sich ihnen aber angepasst und feiern – auch hier in Deutschland – an vielen Orten das Opferfest ähnlich wie sie.

Familienstrukturen

Die Gleichstellung von Mann und Frau hat im Alevitentum eine jahrhundertealte Tradition. Eine Verschleierung der Frauen sollte es eigentlich nicht geben, weil sie der alevitischen Philosophie widerspricht. Das von ihnen häufig getragene, locker geschlungene Tuch ist ethnischen Ursprungs. Klassenreisen und Schwimmunterricht ihrer Töchter stellen kein Problem dar. Bei den Aleviten gilt die monogame Ehe. In der Gemeinde werden die Frauen wie Mutter und Schwester angesehen. Trotz der Gleichberechtigung der Partner sind aber die Familienstrukturen im Allgemeinen immer noch traditionell patriarchalisch.

Eine Besonderheit im alevitischen Familiengefüge stellt die *Wegbruderschaft* dar. Wie die Lichtgestalten Muhammad und Ali sollten alle Männer einen Wegbruder an ihrer Seite haben. Diese Beziehung gilt als heilig, sie wird im Cem mit geistlichem Segen geschlossen und ist jeder verwandtschaftlichen Bindung übergeordnet. Die Kinder der

Wegbrüder dürfen nicht untereinander heiraten, ihre Frauen sehen sie wie Schwestern an.

Während dieser Brauch heute eher selten geworden ist, spielt er bei Eheschließungen in traditionell geprägten Familien noch eine bedeutende Rolle: Jedes Hochzeitspaar braucht ein Freundespaar, das es im ganzen Leben wie Bruder und Schwester begleitet. Bei der Trauzeremonie fragt der Dede dreimal, ob die Eltern der Paare, alevitische Freunde und Nachbarn mit dieser Verbindung einverstanden sind. Später werden die Kinder der vier Freunde diese gleichermaßen als ihre Eltern ansehen.

Ernährung

Es gibt keine besonderen Bestimmungen, die die Ernährung betreffen. Eigentlich essen die Aleviten nach alter Überlieferung kein Schweinefleisch, das wird aber heute nicht mehr so streng gesehen. Abgelehnt wird traditionell nur das Fleisch von Hasen und Kaninchen. Alkoholgenuss ist erlaubt. Zum Fastenbrechen nehmen die Gläubigen eine Suppe aus Wasser oder Milch, Salz und einer Art Müsli, eine Körner-Nussmischung, zu sich. Am Ashuratag bringen die Familien ihren kranken Angehörigen gern die Ashurasuppe mit ins Krankenhaus, die aus zwölf speziellen Zutaten gekocht wird.

Medizinische Besonderheiten

Alevitischer Glaube und alevitische Geistliche mischen sich nicht in medizinische Angelegenheiten ein. Insbesondere gibt es keine Ablehnung bestimmter medizinischer Maßnahmen, wie besondere Eingriffe, Bluttransfusionen, Organspenden oder Transplantationen. Alles, was von der Medizin als lebenserhaltend betrachtet wird und die Grundsätze der Menschenwürde nicht verletzt, wird akzeptiert. Das seelische Wohlbefinden steht an höchster Stelle, und nach alevitischer Auffassung ist die Liebe die beste Medizin.

Geburt

Die Rituale anlässlich der Geburt sind regional unterschiedlich. Im heimatlichen Dorf nehmen alle Nachbarn an dem glücklichen Ereignis teil und unterstützen die Mutter durch Gesänge und Nachtwachen. Männliche Neugeborene werden im Rahmen eines feierlichen Rituals beschnitten. Wichtig ist die Wahl eines Paten für das Baby, der wie ein Wegbruder das Kind im ganzen Leben begleitet. Er ist ein der Familie Nahestehender, der auch die Kosten der Beschneidungsfeier übernimmt. Wie bei der Wegbruderschaft darf zwischen den Familien des Neugeborenen und des Paten nicht geheiratet werden.

Schwangerschaftsabbruch

Der Schwangerschaftsabbruch ist legitim, wenn ein werdendes Leben das Leben der Mutter in Gefahr bringt oder ernsthafte gesundheitliche Folgen für sie drohen. Auch soziale Gründe können nach alevitischer Auffassung einen Schwangerschaftsabbruch moralisch legitimieren.

Tod

Die Aleviten lassen ihre sterbenden Angehörigen nicht allein, sondern begleiten sie mit Gebeten und Trost spendenden Gesängen. Viele Aleviten glauben an die Wiedergeburt. Die Art und Weise, wie der Tote sein bisheriges Leben geführt hat, entscheidet darüber, wie sich sein weiteres Sein gestalten wird. Der Körper vergeht, aber die Seele reiht sich gleichsam ein in den ewigen Kreislauf der Natur, so dass sie nicht nur als Mensch, sondern auch als Tier oder Pflanze wiedergeboren werden kann – als kurz lebende Blume zum Beispiel oder als lang lebender Baum. Dieser Glaube prägt auch die Haltung der Aleviten zur Natur; er lehrt sie, alle Lebewesen sehend und hörend wahrzunehmen.

Nach dem Tod

Die Toten werden gewaschen, in ein Tuch gehüllt und in einem Sarg in der Erde begraben.

Es gibt keinen Menschen ohne Gott und keinen Gott ohne Menschen.
Gott ist in dir, suche ihn nicht woanders.
(Alevitischer Weisheitsspruch)

Ya Hizir! (Oh, mein Gott!)
(Schrei um Hilfe)

Baha'i

Grundzüge der Baha'i-Religion

Die Baha'i-Religion ist eine relativ junge Glaubensrichtung. Sie steht in der Tradition der iranisch-islamischen Religionsgeschichte, erkennt jedoch ebenso die Offenbarungen des Christentums und des Judentums an. Die Baha'i-Religion geht auf den Bab (= das Tor) zurück, der 1844 in Persien verkündete, ein Gottesbote zu sein, dem ein größerer folgen würde.

Der eigentliche Religionsstifter ist **Baha'u'llah** (= Herrlichkeit Gottes). Im Jahre 1863 erklärte er in Bagdad, wohin er verbannt worden war, dass er der in vielen Religionen verheißene endzeitliche Offenbarer Gottes sei. Nach schweren Jahren der Verfolgung und des Exils starb er 1892 in Palästina.

Seine Schriften, Tausende von Briefen und Sendschreiben, behandeln die ganze Bandbreite menschlicher Lebensfragen, von persönlichen Nöten bis zu den Problemen der Gesellschaft. Seine Lehre hat zum Ziel, alle Nationen, Rassen und Religionen in einer Menschheitsfamilie zu vereinen und einen dauerhaften Weltfrieden zu stiften.

Kernpunkte der Baha'i-Religion sind:

- die Einheit Gottes und seiner Boten, der großen Religionsstifter;
- die Einheit aller Religionen in ihren grundlegenden Lehren;
- die Einheit der Menschheit;
- der Gedanke der fortschreitenden Offenbarung Gottes in der Geschichte;
- die Gleichberechtigung von Mann und Frau;
- die Abschaffung von extremer Armut und extremem Reichtum;
- jede Arbeit im Dienst an der Menschheit ist Gottesdienst;
- die Vereinbarkeit von Glaube und Vernunft, von Religion und Wissenschaft:
- das unabhängige Suchen nach Wahrheit und
- das Angebot von Lösungen für die wirtschaftlichen und gesellschaftlichen Probleme der Welt.

Die Baha'i kennen keine Geistlichen. Die Gemeindeangelegenheiten liegen in den Händen von gewählten Körperschaften, den „Geistigen Räten", unterstützt von ehrenamtlichen Beratern. Der Nationale Geistige Rat in Deutschland hat seinen Sitz in Hofheim bei Frankfurt.

Weltweit hat die Baha'i-Religion etwa sechs Millionen Anhänger. Die ca. 5200 Baha'i in Deutschland stammen aus über 70 verschiedenen Ländern, sind in der Mehrzahl jedoch deutscher Herkunft. Etwa ein Viertel von ihnen ist aus dem Iran zugewandert, wo sie noch immer verfolgt werden.

Bitte, übertragen Sie die folgenden Angaben nicht einfach auf Ihre Patienten. Sie sollen Ihnen nur als Grundlage für eigenes Fragen und Erkunden dienen.

Religiöse Bräuche

Der Baha'i-Kalender richtet sich nach dem Sonnenjahr mit 365 Tagen. Diese sind in 19 Monate mit 19 Tagen eingeteilt, zu denen vier, in Schaltjahren fünf, Tage im Jahr hinzugefügt werden. Die Zahl 19, die in vielen alten Kulturen eine Rolle spielt, hat im Besonderen für die Baha'i eine religiöse und historische Bedeutung.

Baha'i-Gemeinden treffen sich alle 19 Tage, also an jedem Monatsersten, zu einer festlichen Gemeindeversammlung, zu Andacht, Beratung und einem geselligen Teil mit gemeinsamem Mahl.

Es gibt drei verschiedene tägliche Gebete, die wahlweise einmal oder dreimal am Tag gesprochen werden können und nicht öffentlich sein sollten. Die Gläubigen wenden sich dabei nach Südosten in Richtung des Schreins des Religionsstifters Baha'u'llah in Akko, Israel.

Das wichtigste **Fest** der Baha'i ist das Ridvan-Fest, das vom 21. April bis 2. Mai gefeiert wird. Ridvan bedeutet Paradies und bezieht sich auf einen Garten in Bagdad, in dem Baha'u'llah im Laufe von 12 Tagen den dort versammelten Menschen seine Sendung als Offenbarer Gottes verkündete. Große Feste sind auch die Geburtstage des Bab und Baha'u'llahs am 20. Oktober und am 12. November.

Das neue Jahr beginnt nach iranischer Tradition am 21. März mit dem Nawruz-Fest, das auch viele andere ethnische Gruppen in Vorderasien feiern. Am 20. März endet eine 19-tägige Fastenzeit.

Familienstrukturen

Die Baha'i sehen die Familie als gesellschaftstragend an. Familiengründung und Kindererziehung gehören zu ihren wichtigen Aufgaben. Homosexualität ist in ihren Augen eine Verformung der Sexualität, die mit Gebet und eventuell mit therapeutischer Behandlung überwunden werden kann und soll.

Ernährung

Alkohol und andere Rauschmittel sind verboten, außer wenn sie aus medizinischen Gründen vom Arzt verschrieben werden. Rauchen ist nicht verboten, wird aber missbilligt.

Viele Baha'i sind Vegetarier. Fleisch zu essen, auch Schweinefleisch, ist jedoch nicht verboten.

Die Baha'i fasten jedes Jahr vom 2. bis 20. März von Sonnenaufgang bis Sonnenuntergang. Kinder, schwangere und stillende Frauen, Alte und Kranke sind vom Fasten befreit. Falls der Arzt das Fasten gestattet, müssen Vereinbarungen getroffen werden, um das Essen vor der Morgendämmerung und nach Sonnenuntergang möglich zu machen.

Hygiene

Körperliche und geistige Reinheit sind ein wichtiger Aspekt der Baha'i-Religion. Vor dem täglichen Pflichtgebet waschen sich die Baha'i Gesicht und Hände.

Geburt

Keine Besonderheiten.

Schwangerschaftsabbruch

Ein Schwangerschaftsabbruch nur zu dem Zweck, eine unerwünschte Schwangerschaft zu vermeiden, ist nicht erlaubt. Bei medizinischer und sozialer Indikation obliegt die Entscheidung dem Gewissen der Betroffenen.

Tod

Baha'i glauben an ein Leben nach dem Tod, an eine unsterbliche Seele, die nach der Trennung vom Körper in anderen Welten Gottes weiterlebt, jedoch nicht an Reinkarnation.

Der Religionsstifter Baha'u'llah ermutigt die Gläubigen, den Tod als einen Boten der Freude für den Verstorbenen zu betrachten, unabhängig von der eigenen Trauer über den Verlust der geliebten Person. Seine Vorschriften über die Totenfeier und das Begräbnis haben das Ziel, sowohl die Hinterbliebenen zu trösten als auch die in die neue Welt hineingeborene Seele unter den Segen Gottes zu stellen.

Sterbende Patienten könnten den Wunsch äußern, mit Angehörigen und anderen Gemeindemitgliedern zu beten. Da jeder erwachsene Baha'i die Pflicht hat, ein Testament zu errichten, könnten auch diesbezügliche Wünsche geäußert werden. Angehörige werden dankbar sein für einen Hinweis auf einen im Krankenhaus vorhandenen Andachtsraum oder einen Raum der Stille, in dem sie beten können.

Nach dem Tod

Für die Bestattung der Toten sind in westlichen Ländern folgende Regeln zu beachten:

Baha'i dürfen nach ihrem Ableben nicht eingeäschert werden, da der Körper mit großem Respekt behandelt werden und auf natürliche Weise zerfallen soll. Das gilt auch, wenn er der medizinischen Wissenschaft zur Verfügung gestellt wird.

Der Körper wird sorgfältig gewaschen und in ein Tuch aus Leinen oder Seide gehüllt. In westlichen Ländern geschieht das oft im Krankenhaus oder in einem Beerdigungsinstitut. Einige Baha'i-Familien haben den Brauch beibehalten, den Toten von einer ihm nahe stehenden Person waschen zu lassen.

Der Leichnam darf nicht mehr als eine Wegstunde vom Ort des Ablebens entfernt beerdigt werden, und zwar von der Ortsgrenze aus gerechnet, unabhängig vom Verkehrsmittel.

Das von Baha'u'llah offenbarte Totengebet ist bei der Bestattung zu sprechen, wenn es sich um einen Gläubigen handelt, der älter als 15 Jahre alt ist.

Betrachtet einander nicht als Fremde. Ihr seid die Früchte eines Baumes,
die Blätter eines Zweiges.
(Baha'u'llah, Ährenlese 112)

Sei eine Heimat dem Fremdling, ein Balsam dem Leidenden,
dem Flüchtling ein starker Turm.
(Baha'u'llah, Brief an den Sohn des Wolfes, S. 89)

Buddhisten

Grundzüge des Buddhismus

Der Buddhismus wurde wie das Christentum und der Islam von einer historischen Persönlichkeit gestiftet. Siddhartha Gautama lebte im 5. Jahrhundert v. u. Z. in Nordindien und bekam später den Ehrennamen Buddha, das heißt der Erleuchtete. Aber nicht der Buddha selbst, sondern seine Lehre bildet den Mittelpunkt der Verkündigung. Sie gründet in der Erkenntnis, dass alles Leben „leidvoll" ist, das heißt unvollkommen, und dass es Wege gibt, das Leiden zu überwinden.

In den vom Buddha verkündeten und von der Deutschen Buddhistischen Union in ihrem Bekenntnis formulierten **Vier Edlen Wahrheiten** heißt es:

- „Das Leben im Daseinskreislauf ist letztlich leidvoll.
- Ursachen des Leidens sind Gier, Hass und Verblendung.
- Erlöschen die Ursachen, erlischt das Leiden.
- Zum Erlöschen des Leidens führt der Edle Achtfache Pfad."

Dieser „Achtfache Pfad" schreibt folgende Schritte vor: rechte Erkenntnis, rechte Gesinnung, rechtes Reden, rechtes Handeln, rechter Lebenserwerb, rechtes Streben, rechte Achtsamkeit und rechtes Sichversenken.

Mit der vollständigen Überwindung des Leidens kann der Kreislauf von Tod und Wiedergeburt durchbrochen und der Zustand des Nirwana – das bedeutet Erlöschen, aber auch Erlöstsein – erreicht werden.

Die Buddhisten sprechen in ihrem Glaubensbekenntnis von den „Drei Juwelen", zu denen sie Zuflucht nehmen: Buddha, Dharma, das ist im erweiterten Sinne die Lehre des Buddha, und Sangha, das ist die Gemeinde derer, die Dharma befolgen.

In der frühen Zeit des Buddhismus konnten vor allem Mönche und Laienbrüder, Nonnen und Laienschwestern, die sich ganz dem „Achtfachen Pfad" hingaben, hoffen, dieses Heilsziel zu erreichen. Die Mönche und Nonnen zogen im Land umher, meditierten, predigten und lebten von den Almosen ihrer Zuhörer. Diese geistliche Schule des Buddhismus, Hinayana genannt, entwickelte sich zum **Theravada-Buddhismus** (= Lehre der Älteren). Der Name geht auf eine Gruppe erleuchteter Anhänger Buddhas zurück, die seine Lehrreden in der aus dem Sanskrit abgeleiteten Sprache Pali zusammenstellten. Dieser Pali-Kanon stellt bis heute die wichtigste Grundlage der buddhistischen Weisheitslehre dar. Der Theravada-Buddhismus ist vor allem in Thailand, aber auch in Sri Lanka, Myanmar (Burma), Laos und Kambodscha verbreitet.

Durch Einflüsse von seit Jahrhunderten gewachsenen religiösen Traditionen wie Ahnenkult, Konfuzianismus und Daoismus entstand eine neue buddhistische Schule, die diese Richtungen in sich aufnahm und miteinander verband, der **Mahayana-Buddhismus** (= Großes Fahrzeug). Er ist in Tibet, der Mongolei und in Nepal, in China, Bhutan, Korea und Vietnam sowie in Japan die vorherrschende Richtung.

Im Mahayana-Buddhismus entstanden, entwickelte sich die allgemeine buddhistische Auffassung, dass alle „fühlenden Wesen“ das Potenzial der Erleuchtung, die „Buddha-Natur“, in sich tragen. Auf dem Weg zur Erlösung helfen ihnen Bodhisattwas, das können Menschen sein, die einen hohen Grad an Vollkommenheit erlangt haben und angehende Buddhas wurden. Sie haben das Gelübde abgelegt, so lange auf den Eintritt in das Nirvana zu verzichten, bis alle Wesen vom Leid befreit sind. Bodhisattwas verkörpern Weisheit und Mitgefühl, ihre Hilfe wird in der Meditation erfahrbar. Man kann sie auch als Meditations-Buddhas bezeichnen. Sie genießen wie der Buddha selbst in Tempeln und auf Hausaltären Verehrung, oft auch in weiblicher Gestalt.

Aus der Mahayana-Bewegung ist der chinesische **Chan-Buddhismus** entstanden, der in Japan als **Zen-** und in Korea als **Son-Buddhismus** bekannt wurde. Von Japan und Korea aus fand er seinen Weg in die USA und nach Europa. Im Mittelpunkt des Zen-Buddhismus steht vorwiegend die gegenstandslose Meditation, mit deren Hilfe die Loslösung vom Durst nach Leben hin zur Gelassenheit in der Leere erreicht werden soll.

Im **tibetischen Buddhismus**, auch als Vajrayana (= Diamantfahrzeug) bekannt, stellen sich die Gläubigen Weisheit und Mitgefühl als Meditationsgottheiten vor, wobei das Vorbild eines religiösen Meisters, des Lama oder Guru, eine wichtige Rolle spielt. Der bekannteste unter ihnen ist der Dalai Lama. Für ihn war Mutter Theresa eine Bodhisattwa.

Buddha wird von den Gläubigen nicht als Gott angebetet, sondern als Heiliger, der über die weltlichen Ebenen erhaben ist, verehrt. Den Menschen ist er ein Lehrer und Wegweiser. Jeder, der an die „Vier Edlen Wahrheiten“ glaubt, den „Edlen Achtfachen Pfad“ zu befolgen versucht und zu den „Drei Juwelen“ Zuflucht nimmt, kann sich Buddhist nennen. Der Buddhismus kennt keine Missionierung.

Die Religiosität der aus Asien nach Deutschland zugewanderten Buddhisten ist mit geprägt von den in ihren Ländern über viele Jahrhunderte gewachsenen Volksreligionen. Sie umfassen die Weisheitslehren des Konfuzianismus, des Daoismus und des Buddhismus, die sich gegenseitig beeinflusst und ergänzt und mit dem uralten Ahnenkult verbunden haben (siehe Kapitel „Konfuzianer und Daoisten).

Weltweit gibt es mehr als 300 Millionen Buddhisten. In Deutschland leben schätzungsweise 210 000 Buddhisten, die Mehrheit aus vielen asiatischen Staaten, vor allem aus Vietnam und Thailand (Staatsreligion). Die Zahl der deutschstämmigen Buddhisten wird auf etwa 100 000 geschätzt.

Bitte, übertragen sie die folgenden Angaben nicht einfach auf Ihre Patienten. Sie sollen Ihnen nur als Grundlage für eigenes Fragen und Erkunden dienen.

Religiöse und ethnische Bräuche

Ein Symbol des Buddhismus ist das Rad mit acht Speichen. Sie entsprechen dem Achtfachen Pfad, der es den Menschen möglich macht, aus dem Kreislauf der Wiedergeburten zu entkommen.

Die Traditionen und Wertvorstellungen, Bräuche und Familienstrukturen können je nach der Richtung des Buddhismus und nach der Herkunft der Menschen sehr verschieden sein, deshalb wird in den folgenden Abschnitten zwischen den deutschen und den aus Vietnam, Thailand und China zugewanderten Buddhisten unterschieden.

Gläubige Buddhisten üben ihre Religion im häuslichen Bereich aus. Auf einem mit Weihrauchstäbchen, Obst und Blumen geschmückten Altar stehen Buddha- und Bodhisattwa-Figuren und bei zugewanderten Buddhisten z. B. aus Vietnam auch die Abbildungen ihrer verstorbenen Eltern und Großeltern. Manchmal täglich, vor allem aber bei besonderen Anlässen, werden hier vom Familienoberhaupt Zeremonien durchgeführt.

Die Gläubigen versammeln sich in buddhistischen Zentren oder Tempeln; Vietnamesen nennen sie – auch in Deutschland – Pagoden, für Thai sind es die Wat.

Nach buddhistischer Anschauung ist das geistliche Potenzial bei Männern und Frauen gleich, so dass auch Nonnen und Laienschwestern eine Gemeinde führen können. Dies gilt ebenso für aus Asien zugewanderte Buddhisten wie Vietnamesen und Chinesen, nicht aber für Thai, die nur Mönche akzeptieren.

Bei vielen Migranten aus asiatischen Herkunftsländern spielt im Alltagsleben und besonders im Zusammenhang mit Gesundheit und Krankheit der Geisterglaube, der Animismus, eine große Rolle. Gute oder böse Geistwesen und die verstorbenen Ahnen können das Dasein beeinflussen und werden verehrt oder gefürchtet.

Besonders der thailändische Volksbuddhismus enthält animistische und magische Elemente: So besitzt fast jeder Haushalt und jede Institution ein ständig gepflegtes Geisterhäuschen. Viele Thai tragen einen Baumwollfaden um das Handgelenk, der verschiedene Farben und Bedeutungen haben kann, von Mönchen geweiht wurde und den Trägern Erfolg bringen sowie vor Unglück beschützen soll. Von der Familie oder von Freunden bei buddhistischen Hochzeitszeremonien verliehene Fäden sind immer weiß und müssen mindestens drei Monate getragen werden.

Auch besondere Anhänger an Goldkettchen, die eine Buddhafigur darstellen, dienen als Amulette. Bei den Thai kann es ebenso einer der verehrten Könige Thailands sein. Sie sollten den Patienten nur im Notfall oder mit dessen Einverständnis abgenommen werden.

Für Buddhisten gibt es im Krankenhaus keine besonderen Vorschriften. Sie sind es gewohnt, alles gelassen zu betrachten. Die Gläubigen haben keine festen Gebetszeiten. Zum Meditieren und Beten ist eine ruhige Umgebung erwünscht. Wenn sie meditieren wollen, ziehen sie sich zurück und nehmen nicht mehr am Gespräch teil. Das bedeutet aber nicht, dass man sie nicht aus wichtigen Gründen unterbrechen dürfte.

Alle **Feste** berechnen die Buddhisten nach dem Mondkalender. Der höchste buddhistische Feiertag im Jahr ist Wesak, das zum Vollmond im Mai (selten im Juni) gefeiert wird zu Ehren der Geburt, der Erleuchtung und des Todes vom Buddha. Die Thai nennen den Feiertag Visakha Bucha.

Das populäre dreitägige Neujahrsfest wird bei den Vietnamesen Tet-Fest genannt. Sie begehen es wie die Chinesen und Koreaner Anfang Februar (selten Ende Januar). In den Ländern des „südlichen Buddhismus", in Thailand, wo es Songkran heißt, sowie in Indien, Laos und Kambodscha findet es meist Mitte April statt. Das hält aber z. B. die Thai nicht davon ab, auch das kalendarische und das vietnamesisch/chinesische Neujahrsfest ausgelassen zu feiern.

Zum Gedenken an ihre Verstorbenen begehen Buddhisten in vielen südostasiatischen Ländern das Bon-Fest, das bei den Japanern immer am 15. August, bei den Vietnamesen als Ulambana nach dem Mondkalender Mitte August gefeiert wird.

Das wohl schönste Fest in Thailand ist Loy Krathong, das Lichterfest, Mitte November.

Familienstrukturen

Viele Buddhisten aus asiatischen Herkunftsländern sind von der alten, auf Konfuzius zurückgehenden Tradition geprägt, die das richtige Verhalten in Bezug auf Alter, gesellschaftliche Position und Verwandtschaftsgrad vorschreibt. Die Menschen begegnen einander mit Respekt und Höflichkeit. In den Sprachen der Migranten gibt es differenzierte Formen der höflichen Anrede – auch innerhalb der Familie. Es ist wichtig, sein Gesicht und das der anderen zu wahren. Ein striktes „Nein" wird eher vermieden.

Die Begrüßungsform der Thai wie auch der Singhalesen, der größten Bevölkerungsgruppe auf Sri Lanka, stellt das Zusammenlegen der Hände vor der Brust dar. Bei den Thai drückt die unterschiedliche Höhe zwischen Kopf und Brust die streng hierarchisch gegliederte Verehrung oder den Respekt vor dem zu Grüßenden aus. Europäer sollten diesen Gruß nicht in gleicher Weise erwidern, weil sie leicht Fehler dabei machen könnten.

Besondere Hochachtung genießen Alte, Lehrer und Priester. Im Leben des Einzelnen spielt die Großfamilie, die manchmal über die ganze Welt verstreut lebt, eine gewichtige Rolle. Vater, Mutter, Bruder, Schwester sind weiter gefasste Begriffe als in Europa. Tanten und Onkel fühlen sich oft mit verantwortlich für die jüngere Generation. Kinder schulden ihren Eltern lebenslang Dankbarkeit, auch als Erwachsene sollten sie ihnen nicht widersprechen. Verpflichtungen gegenüber den Eltern haben oft Vorrang vor denen gegenüber dem Ehepartner.

Diese jahrhundertealten Familienstrukturen lösen sich aber infolge der Industrialisierung und Verstädterung mehr und mehr auf. Für viele Thai gelten die alten Regeln nur noch eingeschränkt. Sie betonen gern ihre Individualität und Unabhängigkeit, um mehr Lebensfreude zu genießen.

In der Familie entscheiden Männer und Frauen gemeinsam. Die Frau hat die gleichen Rechte wie der Mann. Trotzdem herrschen oft noch alte Rollenvorstellungen im Verhältnis zwischen den Geschlechtern.

Seit Jahren verlassen viele Thai-Frauen als Ehepartner deutscher Männer ihre Heimat. Es gibt bis heute eine Vielzahl von Heiratsagenturen. Ausländische Ehepartner werden aber in Thailand niemals als gleichwertiges Familienmitglied akzeptiert, sondern eher als Versorger angesehen.

Ausschweifende Sexualität wird in der buddhistischen Lehre als Gier negativ bewertet. Von daher gilt das Maßhalten als erstrebenswert. Für Laien sind sexuelle Kontakte nicht auf die Ehe begrenzt, solange keinem der Betroffenen Leid zugefügt wird. Der Buddhismus kennt keine imperativen Verhaltensvorschriften.

Ernährung

Viele Buddhisten sind aus Respekt vor allen Lebewesen Vegetarier. Manche essen auch keinen Fisch und keine Eier. Die Gerichte sollten fettarm sein, rohes Gemüse wird oft nicht geschätzt, es darf aber nur kurz gegart werden. Der Genuss von Alkohol und anderen berauschenden Mitteln ist zwar nicht ausdrücklich verboten, wird aber meistens abgelehnt, weil er Leib und Seele schadet.

Vielen Menschen asiatischer Herkunft fehlt die biologische Voraussetzung zum Abbau von Alkohol, so dass sie weniger Alkohol vertragen. Sie nehmen oft auch keine Milchprodukte zu sich, vielleicht weil ihnen das Laktose-Enzym fehlt. Die meisten essen gern zwei- bis dreimal am Tag warm, Brot zum Abendessen liegt ihnen schwer im Magen. Ihr Hauptnahrungsmittel ist Reis. Für Thai gehören scharfe Gewürze z. B. Chili zum Essen. Angehörige bringen den Patienten gern Nahrungsmittel, auch warme Mahlzeiten, mit in das Krankenhaus, um sie mit heimischer Kost zu erfreuen.

Medizinische Besonderheiten

Es gibt keine bestimmten Vorschriften. Neben der westlichen Medizin, der auch Patienten aus asiatischen Herkunftsländern meistens großes Vertrauen entgegenbringen, werden von ihnen manchmal traditionelle Heilmittel in die Therapie einbezogen, die von den Angehörigen mitgebracht werden, z. B. Eukalyptus- und Safranprodukte. Wenn ein frisch eingelieferter Patient aus Vietnam rote Striemen auf dem Rücken hat, so gehen sie auf eine besondere (schmerzfreie) Fiebertherapie zurück.

Transfusionen und *Transplantationen* sind erlaubt.

Organspenden

Die Auffassungen über den Sinn von Organspenden sind in den unterschiedlichen Richtungen des Buddhismus verschieden. In den meisten Fällen sind sie aus ethischen Gründen untersagt. Der Einzelne kann sich aber ausdrücklich bereit erklären, aus Mitgefühl anderen Menschen Organe zu spenden, auch wenn dadurch der Todesprozess gestört wird. Eine Einverständniserklärung ist notwendig.

Geburt

Für Buddhisten ist die Geburt eines Menschen eine ganz besondere Freude, weil ein wiedergeborenes Wesen einen neuen Körper gefunden hat. Auch wenn sie jedes Leben als Teil eines Kontinuums ansehen, sind für sie doch alle Individuen einzigartig. Je nach der buddhistischen Richtung geben viele Gläubige dem Kind neben dem Rufnamen einen buddhistischen Namen.

Schwangere aus Zuwandererfamilien gelten oft als unantastbar, sie haben ihrerseits bestimmte Regeln einzuhalten. Einer jungen Mutter, die noch nicht lange in Deutschland lebt, sollte man gleich nach der Geburt erklären, warum ihr Baby an den Beinen in der Luft gehalten wird und dass dies dem Kind nicht schadet. Manche dieser Mütter möchten den Nabel des Babys mit Eukalyptusöl einreiben, damit der Bauch warm und von Blähungen verschont bleibt. Ihre Babys werden traditionell relativ fest gewickelt.

Die Ernährung der Mutter in den ersten Wochen nach der Geburt spielt in traditionell ausgerichteten Familien eine besondere Rolle. Die vietnamesischen Wöchnerinnen dürfen z. B. oft nur feste, warme Nahrung und warme Getränke zu sich nehmen, also kein flüssiges, warmes Essen wie Suppe oder auch kein Obst. Die Pflegekräfte sollten fragen, ob eventuell ganz auf das Krankenhausessen verzichtet wird, wenn die Verwandten regelmäßig von zu Hause besondere Mahlzeiten mitbringen wollen.

Viele Wöchnerinnen aus diesen Familien lehnen eine Volldusche ab.

Eine vietnamesische Tradition besagt, dass alle bis zum Neujahrstag des Mondkalenders geborenen Kinder ein Jahr alt werden, da alle Menschen nur einmal im Jahr, nämlich an diesem Tag, gemeinsam Geburtstag feiern.

Empfängnisverhütung

ist in die Verantwortung des Einzelnen gegenüber dem Leben gestellt.

Schwangerschaftsabbruch.

Menschliches Leben beginnt nach buddhistischer Auffassung mit der Empfängnis. Viele Gläubige lehnen den Schwangerschaftsabbruch ab, weil dieser für sie gleichbedeutend mit Kindestötung ist. Höchstens aus medizinischer Indikation und nur nach einem ausführlichen Gespräch (gegebenenfalls mit Dolmetscher) wird er akzeptiert. Dabei hat das Leben der Mutter Vorrang vor dem des Kindes, da sie für die Familie sorgen muss und meistens noch Kinder bekommen kann.

Tod

Die Buddhisten glauben an ein Wiedergeborenwerden, bis sie von allem Leid befreit sind. Während der tote Körper in den Kreislauf der Natur zurückkehrt, lösen sich die karmischen Kräfte, die Willensregungen, des Menschen von ihm und leben, wenn sie keine Erleuchtung erfahren haben, weiter. Im Todesmoment aber ist Befreiung möglich.

Die meisten Buddhisten möchten über ihren nahe bevorstehenden Tod in Kenntnis gesetzt werden, um sich vorbereiten zu können. Oft wünschen Sterbende, so viele Angehörige wie möglich um sich zu haben und in Ruhe und Muße miteinander meditieren zu können. Es wäre gut, dafür einen stillen Raum zur Verfügung zu stellen. Noch besser wäre es, wenn die todkranken Patienten nach Hause entlassen werden könnten.

Bei aus Asien zugewanderten Buddhisten gibt es eine Reihe von Ritualen, die den karmischen Kräften den Übergang erleichtern. Im Krankenhaus sollte man die Angehörigen fragen, wie lange die Totenruhe währt, damit sie ungestört den Leib verlassen können. Aus diesem Grunde werden möglicherweise Geistliche gebeten, den Zeitpunkt zu berechnen, wann es aus buddhistischer Sicht angemessen ist, den Toten zu waschen. Bei aus Vietnam stammenden Familien dürfen nur männliche Kinder des oder der Toten diese Waschung vornehmen.

Die Trauerfarbe kann Weiß – zum Beispiel bei den Vietnamesen – oder Schwarz sein.

Buddhisten bevorzugen die Einäscherung, weil sie einen Reinigungsprozess darstellt. Viele Migranten möchten die Urnen ihrer älteren, verstorbenen Angehörigen später in deren Heimat beisetzen.

Mögen Leidende frei sein von Leiden und Trauernde wieder froh im Herzen,
mögen Ängstliche die Angst verlieren und
Kranke geheilt sein von Schmerzen.
(Aus dem Zen-Buddhismus)

Im Getrenntsein liegt das große Elend der Welt;
im Mitgefühl liegt die große Stärke.
(Worte des Buddha)

Christen

Das Christentum ist die am weitesten verbreitete Religion auf der Welt. Europa sowie Nord- und Südamerika sind kulturell von ihm geprägt worden. In Deutschland ist das Christentum nicht nur die Religion der Mehrheitsgesellschaft, sondern auch die der meisten Migranten.

Wir unterscheiden heute ihrer geschichtlichen Entwicklung nach drei große Konfessionen, das sind christliche Bekenntnisse: die römisch-katholische, die orthodoxe und die evangelische Kirche, die von Beginn an in lutherische und reformierte Kirche unterteilt ist. Aus diesen drei großen haben sich im Lauf der Jahrhunderte kleinere, auch nationale kirchliche Gemeinschaften herausgebildet oder „Freikirchen" abgespalten, besonders viele von der evangelischen Kirche.

Auf die Geschichte des Christentums folgen die Darstellungen der römisch-katholischen Kirche und der evangelischen Kirche sowie der Freikirchen und christlichen Gemeinschaften und im Anschluss daran die orthodoxen Kirchen mit den altorientalisch-orthodoxen Kirchen.

Geschichte des Christentums

Das Christentum ist vor etwa 2000 Jahren aus der „Jesus-Bewegung" entstanden. Jüdische Frauen und Männer in Palästina hatten sich um ihren Lehrer, den Rabbi Jesus von Nazareth, gesammelt, um seine Lehren aufzunehmen und seinem Vorbild nachzueifern. Zunächst mündlich verbreitet, wurden seine Botschaft und sein Handeln, sein Leben und Sterben nach und nach auch schriftlich festgehalten. Daraus entstand etwa ab 175 n. Chr. das Neue Testament in griechischer Sprache, das zusammen mit dem Alten Testament, der hebräischen Heiligen Schrift der Juden, die **Bibel** darstellt. Sie ist die wichtigste Urkunde für das Glaubensleben aller Christen.

Kaiser Konstantin von Rom erhob 325 n. Chr. das Christentum zur herrschenden Religion des Römischen Reiches. Damit veränderte sich die Struktur der christlichen Gemeinden, die mehr und mehr hierarchisch organisiert wurden. Der Bischof von Rom stand nun auch staatlich und gesellschaftlich anerkannt als Nachfolger des Apostels Petrus an der Spitze der Kirche und wurde Papa, Papst, genannt.

Die Bischöfe der östlichen Kirchen, die sich auch durch ihre griechische Sprache von den römischen unterschieden, wollten den Alleinvertretungsanspruch des Papstes nicht anerkennen. Im Jahr 1054 kam es zur endgültigen Spaltung. Fortan gab es eine **römische Kirche**, die sich **katholisch** nannte, das heißt über den ganzen Erdkreis verbreitet, und eine **orthodoxe Kirche** mit dem Patriarchat von Byzanz – heute Istanbul.

Die orthodoxe Kirche, orthodox bedeutet rechtgläubig, breitete sich auf dem Balkan bis nach Russland und im Vorderen Orient bis nach Georgien und Armenien aus. Die römisch-katholische Kirche erstreckte sich über ganz Westeuropa und später, im Zuge der gewaltsamen spanischen und portugiesischen Eroberungen, über Mittel- und Südamerika und andere Kolonien.

Der wachsende, auch weltliche, Einfluss der römisch-katholischen Kirche und der Machtmissbrauch mancher Päpste führten im Laufe der Jahrhunderte zum Widerstand einzelner Gruppierungen. Teilweise wurden sie integriert wie z. B. die Zisterzienser und Franziskaner, andere wurden als Ketzer bekämpft wie z. B. die Hussiten.

In Deutschland gab Martin Luther 1517 mit der Veröffentlichung von 95 kritischen Thesen den Anstoß zur Reformation, in der Schweiz verbreitete sie sich durch Zwingli und Calvin.

Wichtig war diesen Reformatoren die alleinige Orientierung der Christenheit an der Bibel als verbindlichem Glaubenszeugnis. Luthers Übersetzung des Alten und Neuen Testaments ins Deutsche sorgte auch dank der Erfindung des Buchdrucks für eine rasche Verbreitung der Bibel. Aus den Lehren Luthers und anderer Reformatoren entstand die **evangelische Kirche**. Die Anhänger Zwinglis und Calvins schlossen sich zur **reformierten Kirche** zusammen.

In den folgenden Jahrhunderten gelangte die Reformation nach Frankreich, in die Niederlande und nach England. Im katholischen Frankreich verfolgt, emigrierten viele Reformierte, besonders die Hugenotten, nach Deutschland und wurden vor allem in Brandenburg durch den Großen Kurfürsten aufgenommen und angesiedelt.

In England hatte sich König Heinrich VIII. aufgrund einer ihm vom Papst verweigerten Ehescheidung von der römisch-katholischen Kirche gelöst und die **anglikanische Kirche** unter seinem Vorsitz eingesetzt. Sie wurde 1547 als High Church begründet. Die anglikanische Kirche übernahm die evangelische Lehre, behielt aber katholische Gottesdienstformen bei.

Neben diesen neuen großen Kirchen bildeten sich vor allem im 18. und 19. Jahrhundert eine Reihe kleinerer christlicher Kirchen, Freikirchen und Sekten.

Grundzüge des Christentums

Im Mittelpunkt des christlichen Bekenntnisses steht der Glaube an den **dreifaltigen Gott**, den Vater, seinen Sohn Jesus Christus und an den Heiligen Geist. Gott ist der im Alten Testament der hebräischen Bibel bezeugte Gott, der Schöpfer, der mit den Menschen einen Bund geschlossen und ihnen Gebote für ihr Zusammenleben gegeben hat.

Der historische Jesus von Nazareth verkündete den Menschen das Nahen der Gottesherrschaft und lebte ihnen vor, wie sie sich auf ihr Erscheinen einstellen sollten. Die wesentliche ethische Aussage der Lehre Jesu, mit der er sich auf ein Gebot der hebräischen Bibel bezieht, ist: „Du sollst Gott lieben und deinen Nächsten wie dich selbst.“

Die religiösen Würdenträger sahen in Jesus einen Gotteslästerer. Sie fürchteten die sich ausbreitende Aufbruchstimmung und ließen ihn mit Hilfe der Römer, die Palästina besetzt hatten, an einem Kreuz hinrichten. Nach seinem Tod wurde Jesus selbst zur Heilsbotschaft: Mit seinem Tod als Unschuldiger hat er die Schuld der Menschen bei

Gott gesühnt. Und mit seiner Auferstehung, die von seinen Anhängern bezeugt wird, hat er den Tod überwunden und eine neue Beziehung zwischen Gott und den Menschen geschaffen.

Der Name „Christen“ ist abgeleitet von dem griechischen Wort „Christos“, das heißt der „Gesalbte“.

Der Heilige Geist im christlichen Bekenntnis ist der von Christus verheißene Tröster und göttliche Beistand für alle Gläubigen.

Zum Christentum bekennen sich weltweit ungefähr 1,8 Milliarden Menschen. Mehr als eine Milliarde sind Anhänger der römisch-katholischen Kirche, mit Schwerpunkt in Südeuropa und Lateinamerika, etwa 380 Millionen gehören zur evangelischen Kirche, dies vor allem in Nordeuropa und Nordamerika, und ungefähr 400 Millionen sind orthodoxe Christen, vorwiegend in Russland, Griechenland, den Balkanländern, im Vorderen Orient und in Nordostafrika.

In Deutschland leben etwa 26 165 000 Katholiken, 25 836 000 Protestanten und 450 000 orthodoxe Christen.

Katholische und evangelische Christen

Grundzüge des Glaubens in der römisch-katholischen Kirche

Die Grundzüge des katholischen Glaubens entsprechen denen im Kapitel „Grundzüge des Christentums“.

„*Eine* heilige katholische Kirche“ kann nach ihrem Selbstverständnis nur die römisch-katholische Kirche sein. Sie führt sich auf die Einsetzung der Apostel, an erster Stelle des Petrus, als Leiter der Kirche durch Jesus Christus selbst zurück. Andere Kirchen – außer der orthodoxen „Schwesterkirche“ – kann sie nicht als solche anerkennen, weil sie nicht eine ununterbrochene Weihe ihrer Amtsträger, der Bischöfe, haben. Sie sind nach Auffassung der katholischen Kirche lediglich christliche Gemeinschaften.

Die römisch-katholische Kirche ist weltweit hierarchisch gegliedert. Nach dem Vorbild Jesu leiten und lehren die Bischöfe, mit dem **Papst** als Nachfolger des Petrus an der Spitze, das „heilige Volk Gottes“. Sie sind zusammen mit den Priestern und Diakonen als ihren Helfern sakramental geweihte „Amtsträger“. Diese Amtsträger – mit Ausnahme der „ständigen“ Diakonen – verpflichten sich zur Ehelosigkeit, dem Zölibat. Frauen können das Weihesakrament nicht empfangen.

Wichtige Entscheidungen zu Fragen des Glaubens und der Sitten werden von den Bischöfen gemeinschaftlich unter dem Vorsitz des Papstes und mit dem Beistand des Heiligen Geistes in Form von Lehrsätzen, den Dogmen, verkündet, die den Gehorsam der Gläubigen einfordern.

Dazu gehören auch die Mariendogmen, nach denen Maria Jesus jungfräulich durch den Heiligen Geist empfangen hat. Auch sie selbst wurde als zukünftige Gottesmutter „unbefleckt" empfangen, das heißt, sie ist frei von der „Erbsünde", die seit Adam und Eva allen Menschen anhaftet. Maria wird besonders verehrt und neben vielen im Laufe der Zeit heilig gesprochenen Christen im Gebet als „Fürsprecherin" der Menschen bei ihrem göttlichen Sohn angerufen.

Die römisch-katholische Kirche kennt sieben Sakramente, das sind im Glauben leiblich erfahrbare, mit sichtbaren Zeichen verbundene Worte, die das Heilshandeln Gottes bewirken.

Es sind dies:
- die Taufe, bei der das Kind möglichst bald nach der Geburt in die kirchliche Gemeinschaft aufgenommen wird;
- die Firmung, mit der das Kind sein eigenes Bekenntnis zum dreifaltigen Gott und zu seiner Kirche bekräftigt;
- das Sakrament der Ehe, die die Liebe und Treue Christi zu seiner Kirche abbildet, das bedeutet, dass katholische Ehen nicht geschieden werden können;
- das Weihesakrament für Bischöfe, Priester und Diakone;
- das Bußsakrament zur Versöhnung mit Gott und den Menschen;
- das Sakrament der Krankensalbung und
- das Sakrament des Abendmahls, die Feier der Eucharistie. Es ist die Hochform des katholischen Gottesdienstes. Für Katholiken ist die erste Teilnahme an der Eucharistie mit etwa zehn Jahren, die Erstkommunion, von besonderer Bedeutung.

Grundzüge des Glaubens in der evangelischen Kirche

Die Grundzüge des evangelischen Glaubens entsprechen denen im Kapitel „Grundzüge des Christentums".

Die evangelischen Christen nennen sich nach dem Evangelium, das heißt „Frohe Botschaft", womit die christliche Verkündigung von Jesus Christus im Neuen Testament der Bibel gemeint ist. Der häufig verwendete Name „Protestanten" leitet sich davon ab, dass die evangelischen Fürsten und Reichsstädte gegen ein kaiserliches Verbot ihres Glaubens protestiert hatten.

Der Reformator **Martin Luther** wollte die Kirche zu den Wurzeln des Christentums zurückführen:
- Allein Christus hat durch seinen Tod die Menschen von ihrem falschen Leben befreit
- *(solus Christus).*
- Die verbindliche Quelle für Glauben und Handeln ist allein die Heilige Schrift *(sola scriptura.*
- Allein durch den Glauben an Christus – nicht durch gute Werke, die eine Folge des Glaubens sein sollen – werden Christen erlöst *(sola fide).*
- Gewissheit über den Glauben erlangen Christen allein durch die Gnade *(sola gratia).*

Eine Vermittlung zwischen Gott und den Gläubigen durch kirchliche Amtsträger ist nicht nötig – jeder Christ kann in ein unmittelbares Verhältnis zu Gott eintreten. Das bedeutet, dass alle Christen Zugang zur Heiligen Schrift haben müssen. Darum ist die Übersetzung der Bibel in die jeweiligen Landessprachen so wichtig.

Im Unterschied zur lutherischen Kirche lehnen reformierte Kirchen und Gemeinden Bilder und festliche Ausschmückungen ihrer Kirchen unter Hinweis auf das alttestamentliche Bilderverbot ab.

Im evangelischen Gottesdienst liegt der Schwerpunkt auf der Auslegung der Heiligen Schrift, also auf der Predigt. Der Protestantismus kennt zwei Sakramente, das sind heilige Handlungen verbunden mit tradierten Glaubenssätzen: die Taufe und das Abendmahl. Eine Bestätigung des Taufgeschehens, bei dem die Eltern und Paten eine christliche Erziehung des Kindes zugesagt haben, gibt das herangewachsene Kind selbst in der Konfirmation. Sie wird in den meisten evangelischen Kirchen mit den Jugendlichen im Alter von 14 Jahren gefeiert. Dies ist nach dem Grundgesetz der Bundesrepublik Deutschland auch das Alter der Religionsmündigkeit.

Das Abendmahl wird anders als im katholischen Gottesdienst als Gedächtnismahl und nicht unbedingt jeden Sonntag gefeiert.

Bitte übertragen Sie die folgenden Angaben nicht einfach auf ihre Patienten. Sie sollen Ihnen nur als Grundlage für eigenes Fragen und Erkunden dienen.

Feste der katholischen und der evangelischen Kirche

Für die katholischen und evangelischen Christen beginnt das Kirchenjahr am 1. Advent, vier Sonntage vor Weihnachten. Advent bedeutet Ankunft. Diese Adventszeit ist eigentlich eine Fastenzeit in Vorbereitung auf die Wiederkunft Jesu.

Das **Weihnachtsfest,** das Geburtsfest Jesu, wird am 25. und 26. Dezember gefeiert, in evangelischen Kirchen beginnt es mit dem Heiligabend am Tag zuvor.

Das Fest der Erscheinung des Herrn, „Dreikönige“, am 6. Januar erinnert an die drei Weisen im Orient, denen ein Stern den Weg zu dem neugeborenen Kind Jesus in Bethlehem wies.

Die Passionszeit beginnt einen Tag nach der ausgelassenen Fastnacht mit dem Aschermittwoch und endet in der Osternacht. In dieser Fastenzeit gedenken die Gläubigen der Leiden Jesu und seines Todes.

Der Freitag vor Ostern, **Karfreitag**, erinnert an die Kreuzigung Jesu. Für viele Christen ist er ein besonders hoher Feiertag, weil sie glauben, dass Jesus durch seinen Tod die Menschen von ihren Sünden erlöst hat.

Ostern ist das älteste und wichtigste Fest der Christen, auch wenn Weihnachten sich in der Öffentlichkeit als das größere Fest darstellt. Es wird bei Katholiken, Protestanten und Orthodoxen unterschiedlich gefeiert. Der Grund aber ist bei allen gleich: das Zeugnis von der Auferstehung Jesu vom Tode.

Christi Himmelfahrt wird an einem Donnerstag 40 Tage nach Ostern begangen und erinnert an die im Neuen Testament der Bibel überlieferte Aufnahme Jesu in den Himmel.

Zu **Pfingsten** gedenken die Christen der Ausgießung des Heiligen Geistes auf die Jünger Jesu. Sie sehen darin einen Ausdruck für die Gegenwart Jesu in seiner Kirche.

Fronleichnam ist ein Fest der katholischen Kirche, das zur Einsetzung des „Altarssakramentes", der Eucharistie, am zweiten Donnerstag nach Pfingsten gefeiert wird. Im Mittelpunkt von Fronleichnam steht eine feierliche Messe mit anschließender großer Sakramentsprozession außerhalb des Kirchengebäudes.

Das **Erntedankfest** gab es in allen Kulturen schon vor der christlichen Zeit, besonders auch im Judentum. Die meisten Christen begehen es am ersten Sonntag nach Michaeli (29. September).

Allerheiligen wird von katholischen Christen am 1. November gefeiert im Gedenken an alle heilig gesprochenen Christen und Märtyrer. Am Vorabend von Allerheiligen feiern heute viele Menschen das nichtchristliche Halloween (= All Hallows Evening), einen wiederbelebten, keltischen Brauch zur Vertreibung der Totengeister.

Zu **Allerseelen** am 2. November wird allgemein der Verstorbenen gedacht: Ihre Gräber werden geschmückt, Grablichter aufgestellt und Gebete gesprochen.

Ernährung

Allgemein gibt es für Christen keine besonderen Speisegebote oder -verbote. In der katholischen Kirche werden Fastenzeiten, in denen man nur eine sättigende Mahlzeit am Tag einnimmt, erwartet und empfohlen. Es sind dies die Adventszeit und die Passionszeit. Alle Freitage sind als Gedächtnistage an den Tod Jesu „Abstinenztage", an denen auf Fleischspeisen und alle Genussmittel verzichtet werden sollte. Aschermittwoch und Karfreitag sind gebotene Fast- und Abstinenztage. Kleinkinder, Kranke und alte Menschen sind vom Fastengebot ausgenommen.

Manche evangelische Christen fasten während der Passionszeit im Rahmen der Aktion „Sieben Wochen ohne..." Dabei wird individuell gewählt, auf welche liebgewordenen Genüsse – wie Fernsehen, Süßigkeiten oder Autofahren – man verzichten will.

Medizinische Besonderheiten

Im Krankenhaus wird gelegentlich von christlichen Patienten der Wunsch nach einem Krankenabendmahl (Protestanten) oder einer Krankenkommunion (Katholiken) geäußert. Das wird dann mit den Krankenhausseelsorgern oder Geistlichen, oft auch zusammen mit den Angehörigen, gefeiert.

Katholische Patienten und ihre Angehörigen wünschen häufig, insbesondere vor dem Tod, das Sakrament der Krankensalbung durch einen Priester. Wenn der Kranke sprechen kann, wird er die Beichte ablegen. Der Priester wird ihn lossprechen und ihn mit Krankenöl meist nur auf der Stirn salben. Dann folgt die Feier der Eucharistie.

Geburt

Die meisten Geburten in Deutschland erfolgen heute in Krankenhäusern. Einerseits haben Frauen nach diesem entscheidenden Erlebnis Gefühle der Dankbarkeit, die nach einem Ausdruck suchen. Andererseits können in problematischen Fällen – z. B. bei unerwünschter Schwangerschaft und Geburt, Fehl- und Totgeburten sowie bei der Geburt behinderter Kinder – ohne entsprechende Anteilnahme durch Angehörige Depressionen entstehen, die durch verständnisvolle Seelsorge aufgefangen werden könnten.

Katholische Kinder werden nach Möglichkeit bald nach der Geburt, evangelische zu einem von den Eltern oder einem selbstgewählten Zeitpunkt getauft.

Empfängnisverhütung und Schwangerschaftsabbruch

Die Einstellung zur Sexualität ist in den christlichen Kirchen unterschiedlich. Empfängnisverhütung und Schwangerschaftsabbruch sind teils umstritten, aber in der evangelischen Kirche in der Regel erlaubt.

Nach katholischer Auffassung dient die sexuelle Praxis vor allem (früher ausschließlich) der Fortpflanzung. Ehelosigkeit und Keuschheit gelten als hohes Gut und sind für die Geistlichkeit vorgeschrieben. Insofern sind Selbstbefriedigung, Homosexualität und Empfängnisverhütung mit mechanischen oder chemischen Hilfsmitteln wie auch der Schwangerschaftsabbruch als „Sünden" untersagt. Geburtenkontrolle darf nur „auf natürlichem Wege" erfolgen.

Tod

Wenn ein Neugeborenes im Sterben liegt, können die Eltern den dringenden Wunsch nach einer Nottaufe äußern.

Schwer Kranke und Sterbende suchen oft nach Orientierungen, bei denen ihr Glaube ihnen eine Hilfe sein kann. Diese „Suchbewegungen" sind manchmal schwer als solche zu erkennen, werden nicht beachtet oder psychiatrisch behandelt. Die Zusammenarbeit mit Krankenseelsorgern oder mit Geistlichen ist hier besonders notwendig.

Sorget nichts! Sondern in allen Dingen lasset eure Bitten im Gebet und Flehen mit Danksagung vor Gott kund werden. Und der Friede Gottes, welcher höher ist, denn alle Vernunft, bewahre eure Herzen und Sinne in Christus Jesus.

(Neues Testament, Brief des Paulus an die Philipper 4, 6. u. 7)

Anhänger von Freikirchen und christlichen Gemeinschaften

Neben der römisch-katholischen, der orthodoxen und der evangelischen Kirche bildeten sich vor allem im 18. und 19. Jahrhundert eine Reihe kleinerer christlicher Kirchen. Diese Freikirchen und christlichen Gemeinschaften sind vom Staat finanziell unabhängig und tragen sich durch Mitgliedsbeiträge und Spenden. Manche Freikirchen unterhalten eigene Krankenhäuser.

Der Anteil der Migranten ist in den christlichen Gemeinschaften besonders hoch.

Im Folgenden werden die bekanntesten Freikirchen, christlichen Gemeinschaften und Gemeinschaften in christlicher Tradition beschrieben.

Adventisten/Gemeinschaft der Siebenten-Tags-Adventisten

Die Gemeinschaft der Siebenten-Tags-Adventisten ist eine evangelische Freikirche, deren Entstehung auf eine Erweckungsbewegung im 19. Jahrhundert in den USA zurückgeht. Besonderes Kennzeichen der Adventisten ist der feste Glaube an die Wiederkunft Jesu Christi – Advent bedeutet Ankunft –, wie sie im christlichen Glaubensbekenntnis verankert ist. Wichtig ist ihnen ein bewusstes Glaubensleben, dessen Maßstab die „Bergpredigt“ Jesu und die Zehn Gebote sind. Dem Beispiel Jesu folgend, feiern sie den biblischen Ruhetag Sabbat, den siebenten Tag nach Beginn der Schöpfung, anstelle des Sonntags von Freitagabend bis Samstagabend. Die Adventisten praktizieren die Bekenntnistaufe von Erwachsenen, sie sind missionarisch aktiv und unterhalten Krankenhäuser, Altenheime, Verlage und Schulen.

In nicht kircheneigenen Krankenhäusern könnten die besonderen Speisegebote der Adventisten eine Rolle spielen. Sie lehnen den Verzehr von Fleisch von bestimmten „unreinen Tieren“, z. B. von Schweinen, Kaninchen, Schalentieren und Meeresfrüchten, ab, ebenso Drogen und Genussgifte wie Alkohol und Nikotin. Viele Adventisten sind Vegetarier, die eine vollwertige, ausgewogene Ernährung schätzen.

Bei den Adventisten wird die Empfängnisverhütung zugelassen, Schwangerschaftsabbruch nur in Ausnahmefällen bei medizinischer Indikation.

Weltweit gibt es etwa 13 Millionen Adventisten, in Deutschland leben ungefähr 35 000 Anhänger.

Alt-Katholiken

Die Alt-Katholische Kirche versteht sich als Reformbewegung. Sie entstand aus dem massiven Widerstand katholischer Gläubiger und einiger Bischöfe gegen die 1870 auf dem 1. Vatikanischen Konzil verkündeten Dogmen von der Unfehlbarkeit des Papstes und von seinem Jurisdiktionsprimat, d. h. von seiner unmittelbaren Ordnungsgewalt in Glaubensfragen über alle Gläubigen.

Alt-Katholiken nannten diese Christen sich, weil sie sich auf die ursprüngliche, die alte christliche Kirche beziehen wollten. Das bedeutet für sie: gleiche Mitspracherechte für Geistliche und Laien, das Abendmahl unter beiderlei Gestalt, d. h. mit Brot und Wein, für alle Gläubigen und die Freiwilligkeit der Einzelbeichte. Die Ehelosigkeit der Priester ist nicht verpflichtend, und seit 1996 können auch Frauen Geistliche werden.

Leitendes Prinzip der Gemeinden ist die Liebe, es herrscht Toleranz gegenüber Andersdenkenden und Andersempfindenden. Das Fasten in der Vorosterzeit ist in das Ermessen des Einzelnen gestellt. Die Eheschließung ist ein Sakrament wie in der römisch-katholischen Kirche, Geschiedene werden aber nicht ausgegrenzt und können ein zweites Mal heiraten.

Empfängnisverhütung und Schwangerschaftsabbruch werden von den Mitgliedern der Kirche selbst verantwortet.

Die Alt-Katholische Kirche zählt heute weltweit etwa 500 000 Mitglieder, in Deutschland leben ungefähr 25 000 Alt-Katholiken.

Baptisten/Bund Evangelisch-Freikirchlicher Gemeinden in Deutschland

Die Baptistenbewegung entstand als Protestbewegung gegen die anglikanische Kirche in England. Die erste deutsche Baptistengemeinde wurde 1834 in Hamburg gegründet. Von den Nationalsozialisten verfolgt, schloss sich der Bund der Baptistengemeinden 1941 mit dem Bund Freikirchlicher Christen zusammen und nennt sich seitdem Bund Evangelisch-Freikirchlicher Gemeinden.

Auf der Grundlage des Evangeliums von Jesus Christus ist den Baptisten die Freiwilligkeit der Glaubensentscheidung und der Gemeindemitgliedschaft sowie die Selbstständigkeit der Ortsgemeinden wichtig. Getauft werden nur Erwachsene, die sich bewusst zu Jesus Christus bekennen. Außer der Taufe feiern die Baptisten einmal im Monat das Abendmahl als Gemeinschafts- und Gedächtnismahl. Baptisten unterhalten häufig eigene Krankenhäuser, die sie – wenn möglich – im Krankheitsfalle bevorzugen.

In den USA zählen die Baptisten zu den größten Freikirchen. Eine ihrer bedeutendsten Persönlichkeiten war Martin Luther King. Weltweit gibt es in etwa 200 Ländern ca. 40 Millionen Mitglieder, in Deutschland ist der Bund Evangelisch-Freikirchlicher Gemeinden mit etwa 88 000 Mitgliedern die größte deutsche Freikirche.

Evangelische Brüderunität – Herrnhuter Brüdergemeine

Die Brüdergemeine ist eine evangelische Freikirche, deren Anfänge auf die Reformation von Jan Hus in Böhmen im 15. Jahrhundert zurückgehen. Viele der „Böhmischen Büder" verließen nach schweren Verfolgungen ihre Heimat, einige von ihnen gründeten unter der Leitung von Graf Zinzendorf auf dessen Oberlausitzer Besitz die Siedlung Herrnhut. Ihr bedeutendster Vertreter war der Theologe, Pädagoge und Philosoph Johann Amos Comenius.

Der Glaube der Herrnhuter an den Erlöser Jesus Christus verpflichtet sie zu einem entsprechenden Leben in tätiger Nächstenliebe und in der weltweiten Mission.

Die Brüdergemeine hat keinen hierarchischen Aufbau. Die Mitglieder reden sich mit Bruder und Schwester an. Zum Abendmahl in besonderer Form sind auch Mitglieder anderer Kirchen eingeladen.

Die alle Geschwister verbindende Schrift sind die in 50 Sprachen herausgegebenen „Losungen", die für jeden Tag des Jahres einen Spruch aus dem Alten und einen aus dem Neuen Testament der Bibel enthalten und von Millionen Christen in aller Welt gelesen werden.

Im Krankenhaus werden Mitglieder der Brüdergemeine gern von ihren Glaubensgeschwistern und Predigern besucht, die mit Bibellesung, Gebeten und gemeinsamem Abendmahl die Patienten zu stärken suchen. Dies gilt besonders auch bei Sterbenden. Die Herrnhuter singen gern für den Kranken und sind deshalb dankbar für den Hinweis auf einen geeigneten Raum. Empfängnisverhütung und Schwangerschaftsabbruch sollten besonderen Ausnahmesituationen vorbehalten bleiben und seelsorgerlich begleitet werden. Die Brüdergemeine bevorzugt die Erdbestattung. Weiße Särge deuten auf die Hoffnung, dass die verstorbenen Geschwister bei Gott sind.

Weltweit gibt es etwa 750 000 Mitglieder, davon 480 000 in Afrika. In Deutschland leben etwa 72 000 Herrnhuter.

Heilsarmee

Die Heilsarmee ist eine internationale Bewegung und Teil der universalen christlichen Kirche. 1865 predigten in London der Methodistenpastor William Booth und seine Frau den seit der industriellen Revolution verarmten Menschenmassen. Sie versuchten vor allem, die materielle Not zu lindern, z. B. durch Suppenküchen, Wärmestuben oder Heime für Prostituierte. Seit 1878 nannte sich die Gruppe „Salvation Army" (= Heilsarmee).

Im Mittelpunkt ihrer auf der Bibel gründenden Glaubensgemeinschaft steht die Bekehrung und Heiligung des Lebens sowie als Folge daraus die Fürsorge für Menschen ohne Ansehen der Person. „Die Armee der helfenden Hand" ist straff hierarchisch organisiert. In London steht ein „General oder eine Generalin" an der Spitze der „Offiziere" und „Heilssoldaten". Die Arbeit ist, auch in Deutschland, geprägt von der Verkündigung des Evangeliums und qualifizierter Sozialarbeit. Aufgrund ihrer Vorbildfunktion für Gefährdete verpflichten sich die Mitglieder der Heilsarmee freiwillig, keine Rauschmittel wie Nikotin, Alkohol und Narkotika zu nehmen, wenn es nicht für medizinische Zwecke erforderlich ist.

Die Heilsarmee glaubt an die Unverletzlichkeit allen menschlichen Lebens vom Zeitpunkt der Zeugung an. Ein Schwangerschaftsabbruch wird nur im Notfall und bei medizinischer Indikation akzeptiert.

Weltweit gehören 3 Millionen, in Deutschland etwa 4500 Menschen der Heilsarmee an.

Mennoniten

Die Mennoniten stellen die älteste reformierte Freikirche dar, die unter den Schülern des Reformators Zwingli im 16. Jahrhundert entstand und unabhängig vom Staat eine Gemeinde gründete. Nur überzeugte Christen sollten ihr angehören, deshalb forderten sie die Erwachsenentaufe als bewusstes Bekenntnis zum Glauben. Die Mennoniten nennen sich nach dem friesischen Priester Menno Simons, dem bedeutendsten Führer der Täuferbewegung. Wichtig ist für sie das reformierte Bekenntnis, das die Bibel als höchste Autorität ansieht.

Die Mennoniten sind die erste Friedenskirche, da sie – damals wie heute – alle Gewalt und insbesondere den Kriegsdienst ablehnen; auch schwören sie keine Eide. Sie wurden häufig verfolgt und wanderten im 17. Jahrhundert gen Osten nach Russland, vor allem aber nach Amerika aus.

Bei den Mennoniten gibt es keine Hierarchien; die Gemeindeversammlung ist das höchste Beschlussgremium.

Heute gibt es weltweit ungefähr 1 Million, in Deutschland etwa 6000 Mennoniten.

Methodisten

Die Evangelisch-methodistische Kirche stellt eine Reformbewegung innerhalb der anglikanischen Kirche dar (siehe Geschichte des Christentums). 1735 von dem Pfarrer John Wesley ins Leben gerufen, betrieb sie Straßenmission vor allem unter der ärmeren Bevölkerung. Da ihre „Low Church“ von der anglikanischen Kirche abgelehnt wurde, gründeten die Methodisten 1784 eigene Kirchen in England und in den USA.

Die Methodisten verstehen sich als Erweckungsbewegung innerhalb einer von der Reformation geprägten Kirchentradition. Wichtig ist ihnen die Rechtfertigungslehre von Martin Luther: Allein aus dem Glauben ist der Mensch vor Gott gerechtfertigt. Aus diesem Bekenntnis folgt für sie die Pflicht zur persönlichen Heiligung und zu sozialem Engagement. Die Methodisten setzen sich für einen verantwortungsvollen Umgang mit Gottes Schöpfung, für das Recht jedes Einzelnen auf Entfaltung in der Gemeinschaft und für die Überwindung von Not und Ungerechtigkeit ein. Kennzeichnend ist eine ausgedehnte Mission mit zahlreichen Aktivitäten ihrer Laienanhänger. Die Methodisten unterhalten eigene soziale Einrichtungen.

Im Weltrat Methodistischer Kirchen sind etwa 50 Millionen Mitglieder zusammengeschlossen. In Deutschland leben ungefähr 65 000 Methodisten.

Mormonen/Kirche Jesu Christi der Heiligen der Letzten Tage

Die Kirche Jesu Christi der Heiligen der Letzten Tage ist eine Sondergemeinschaft, die sich, ausgehend von der christlichen Tradition, eine eigene Glaubensgrundlage geschaffen hat. Sie wurde 1830 im US-Bundesstaat New York von Joseph Smith gegründet. Visionen und eine Engelserscheinung hatten ihn inspiriert, die geschichtliche Weiterentwicklung einer aus Palästina stammenden urchristlichen Gemeinde auf amerikanischem Boden zu beschreiben. Dieses *Buch Mormon* ist zusammen mit der Bibel und den gesammelten Offenbarungen des Gründers der Gemeinschaft die Glaubensbasis der Mormonen. Joseph Smith und einige seiner Anhänger wurden heftig angegriffen, schließlich verhaftet und im Gefängnis umgebracht.

Sein Nachfolger Brigham Young wanderte mit der verbliebenen Gemeinde nach Westen bis zur Wüste um den Großen Salzsee. Dort gründeten sie einen eigenen Staat – Utah – mit der Hauptstadt Salt Lake City.

Die Mormonen nennen sich „Heilige der Letzten Tage" im Unterschied zu den ersten Christen, die sich auch „Heilige" nannten. Sie wollen die christliche Urkirche wiederherstellen und betreiben eine umfangreiche Mission, die meist von jungen Männern zu zweit durchgeführt wird.

In ihrer Ernährung vermeiden Mormonen Blutprodukte und alle Drogen. Dazu rechnen sie auch Tee, Kaffee, Alkohol und Nikotin.

Weltweit haben die Mormonen fast 12 Millionen, in Deutschland etwa 36 000 Mitglieder.

Pfingstkirchen

Die ersten Gemeinden der Pfingstkirchen in Deutschland bildeten sich im Zuge einer weltweiten Erweckungsbewegung in den Jahren 1906 bis 1908. Nach dem Zweiten Weltkrieg wurde der BFP, der Bund freikirchlicher Pfingstgemeinden, gegründet. Das namensgebende Kennzeichen der Pfingstgemeinden ist der Glaube, dass der Heilige Geist zu Pfingsten die Jünger von Jesus Christus erfüllt hat und dass dies jeder Mensch neu erfahren kann. Die Gläubigen suchen im Gebet die Nähe Gottes und verherrlichen seinen Namen durch Anbetung und Lobpreis. Sie leben auf der Grundlage der Heiligen Schrift in der Nachfolge von Jesus Christus und streben geistliches Wachstum und einen glaubwürdigen Lebensstil an. Wichtig ist den Pfingstkirchen die missionarische Verbreitung der biblischen Werte und ein breitgefächertes weltweites soziales Engagement.

Ständig wachsende Pfingstgemeinden gibt es heute vor allem in Afrika, Lateinamerika und Asien. In Afrika sind Pfingstkirchen besonders auf Krankenheilung ausgerichtet. Zum BFP in Deutschland mit etwa 36 000 erwachsenen Anhängern gehören auch fremdsprachige Gemeinden vor allem von Koreanern, Afrikanern, Tamilen und Indonesiern.

Zeugen Jehovas

Die Religionsgemeinschaft der Zeugen Jehovas ist eine Sondergemeinschaft, die sich, ausgehend von der christlichen Tradition, eine eigene Glaubensgrundlage geschaffen hat.

Charles T. Russell, der Begründer der Ernsten Bibelforscher, die sich seit 1931 Zeugen Jehovas nennen, erwartete die Wiederkunft Christi und das Weltgericht für das Jahr 1874. Auch wenn dieses Datum, wie auch spätere, ohne das erhoffte Ereignis verstrich, blieb die gesteigerte Endzeiterwartung kennzeichnend für diese Gemeinschaft. Nach ihrer Auffassung werden nach dem Weltgericht 144 000 auserwählte „Gesalbte" mit Jesus Christus im Himmel regieren, während die übrigen Gesalbten, die Zeugen Jehovas, ein paradiesisches Leben auf der Erde führen; alle übrigen sind dem Gericht verfallen.

In der Zeitschrift *Der Wachtturm* wird eine eigene Theologie publiziert: Die Bibel ist wortgetreu zu verstehen, alle Lehren und Traditionen der Kirchen werden abgelehnt. Damit grenzen sich die Zeugen Jehovas bewusst von allen Kirchen und christlichen Gemeinschaften ab.

Die Zeugen Jehovas sind straff hierarchisch organisiert: Die Leitung hat ein Komitee von Ältesten, die „Leitende Körperschaft", mit Sitz in New York. Es gibt reisende Älteste, Bezirksaufseher, Zweigkomitees und Zonenaufseher.

Die Zeugen Jehovas lehnen alle kirchlichen, staatlichen und privaten Feste, so auch Geburtstage, ab und feiern stattdessen ein jährliches „Gedächtnismahl".

Der Genuss von Tabak wie auch bestimmte Therapien im Krankheitsfall werden abgelehnt. Dazu gehören vor allem Bluttransfusionen, weil in der wörtlich verstandenen Bibel die Gläubigen „sich des Blutes enthalten" sollen. Ebenso ist der Verzehr von Fleisch verboten.

Weltweit gibt es etwa 6 Millionen Zeugen Jehovas; in Deutschland wird ihre Anzahl auf über 160 000 Mitglieder geschätzt.

Orthodoxe Christen

Die orthodoxe Kirche, deren Entstehung im Kapitel Geschichte des Christentums beschrieben ist, gliedert sich in mehrere selbstständige, meist auch nationale Kirchen. Die wichtigsten sind die Russische Orthodoxe Kirche, die Griechisch-Orthodoxe Kirche, die Serbisch-Orthodoxe Kirche, die Rumänisch-Orthodoxe Kirche und die Bulgarische Orthodoxe Kirche.

Das geistliche Oberhaupt der weltweit fast 400 Millionen orthodoxen Christen ist der **Ökumenische Patriarch von Konstantinopel**, der in Istanbul residiert.

Die größte der orthodoxen Kirchen ist die russische Kirche. In Deutschland bildet die griechische Kirche mit etwa 400 000 Angehörigen die größte orthodoxe Glaubensgemeinschaft.

Grundzüge des Glaubens in der orthodoxen Kirche

Alle orthodoxen Kirchen sind miteinander verbunden durch dasselbe Dogma, das sind die Lehrsätze, durch dieselbe Liturgie, das ist der festgelegte Ablauf eines Gottesdienstes, und durch dasselbe Kirchenrecht. Der Begriff „orthodox" bedeutet „rechtgläubig" und die „rechte Form der Anbetung".

Anbetung gebührt allein Gott dem Vater und seinem Sohn Jesus Christus. Der Heilige Geist ist die allein von Gott, dem Vater, ausgehende Kraft, die allen Gläubigen zuteil werden kann. Maria, die Mutter von Jesus, „Theotokos" (die Gott gebärende) genannt, wird als „Erste unter den Menschen" besonders verehrt, ebenso viele Heilige und Märtyrer.

An gemeinsame Wurzeln mit der katholischen Kirche, die sieben Sakramente kennt, erinnern die „sieben Mysterien": die Säuglingstaufe, bei der das Kind drei Mal völlig untergetaucht wird; die unmittelbar anschließende Salbung, die den „Empfang des Heiligen Geistes" symbolisiert; weiterhin die Ehe, die Buße nach vorheriger Beichte, die Krankensalbung, die Priesterweihe und die Eucharistie, die im Mittelpunkt eines jeden Gottesdienstes steht. Alle Gemeindeglieder, auch die Kleinkinder, können das Abendmahl empfangen.

Religiöse Bräuche

Orthodoxe Gottesdienste sind geprägt von den wohltönenden Gesängen der Priester und Chöre zum Lobpreis Gottes. Die Kirchen sind prachtvoll ausgestattet mit großen Bildern, den Ikonen, vor denen goldene oder silberne Öllampen brennen. Die Bilder stellen Szenen aus der Bibel, dem Leben Jesu, Maria oder Heilige dar. Oft bestehen sie aus gehämmertem Edelmetall mit Öffnungen, hinter denen die eigentlichen Bilder sichtbar werden. Sie weisen auf das „Urbild“, das heißt, sie sind selbst heilig und verehrungswürdig. Daher gibt es kaum Veränderungen im Stil der Ikonen-Malerei. Den Altar verdeckt eine raumhohe, vielgliedrige, meist goldglänzende Bilderwand mit drei Türen, die Ikonostase. Durch die Teilnahme an den Gottesdiensten und an der Feier der Eucharistie haben die Gläubigen zugleich Teil an der Herrlichkeit Gottes.

Die orthodoxen Priester sind oft auch Seelsorger und Sozialarbeiter in ihren Gemeinden. Sie dürfen verheiratet sein. Bischöfe und höhere Geistliche kommen aus dem Stand der unverheirateten Mönche.

Das Symbol der orthodoxen Kirche ist ein Kreuz, in dessen Mitte die römische Spott-Inschrift steht, die über Jesu Haupt angebracht war: INRI – das bedeutet: Jesus, der Nazarener, der König der Juden.

Das höchste **Fest** der orthodoxen Kirche ist Ostern, das Fest der Auferstehung von Jesus Christus, das mit einem großen Mitternachtsgottesdienst gefeiert wird. Es findet nach dem traditionellen julianischen Kalender meist etwas später als in den anderen christlichen Kirchen statt. Dem Osterfest gehen 40 Tage des Fastens voraus, ihm folgen acht Wochen der Freude.

Nach dem Osterfest feiern die orthodoxen Christi Himmelfahrt, Pfingsten und am Sonntag nach Pfingsten Allerheiligen, bei dem auch der Verstorbenen gedacht wird. Im Mittelpunkt des Geburtsfestes Christi, das die griechischen Gläubigen am 25. Dezember und die russischen und serbischen am 7./8. Januar feiern, steht das Geheimnis der Fleischwerdung Gottes.

Bitte, übertragen Sie die folgenden Angaben nicht einfach auf Ihre Patienten. Sie sollen Ihnen nur als Grundlage für eigenes Fragen und Erkunden dienen.

Ernährung

Strenggläubige orthodoxe Christen fasten 40 Tage vor Weihnachten und vor Ostern sowie 14 Tage vor Mariä Himmelfahrt (15. August). In dieser Zeit nehmen sie nur Brot, Salz und Gemüse zu sich und trinken nur Wasser. An den Wochenenden essen sie nur vegetarische Speisen, die mit Öl zubereitet sind.

Medizinische Besonderheiten

Wenn ein Angehöriger krank ist, werden orthodoxe Christen vielleicht einen Priester rufen, um ihm die Krankensalbung zu spenden. Kann der Patient sprechen, wird er die Beichte ablegen. Der Priester wird ihn lossprechen und ihm das Abendmahl austeilen. Dann salbt er mit Krankenöl die Augen und Ohren, die Nase und den Mund, die Hände und Füße des Patienten. Oft salbt er aber auch nur die Stirn.

Schwangerschaftsabbruch

Der Schwangerschaftsabbruch ist verboten. In äußersten Notfällen wie bei Vergewaltigung und bei medizinischer Indikation wird er akzeptiert.

Tod

Die orthodoxen Christen glauben an ein Leben nach dem Tod, an die Auferstehung. Es wird immer eine Erdbestattung durchgeführt.

Chronia pola – Viele glückliche Jahre!
(Wunsch der Griechen zu jedem festlichen Ereignis)

Christ ist erstanden von den Toten, er hat durch den Tod den Tod besiegt,
und denen in den Gräbern hat er das Leben geschenkt.
(Das orthodoxe Osterlied, „das jeder kennt und das jeden aufrichtet".)

Altorientalisch-orthodoxe Christen

Im Orient, das heißt im weiteren Sinn im Gebiet der islamischen Kultur, gibt es neben byzantinisch-orthodoxen, katholischen und evangelischen Gemeinden fünf eigenständige christliche Kirchen mit etwa 60 Millionen Gläubigen. Zu diesen altorientalischen Kirchen gehören nach der Größenordnung ihrer Migrantenzahlen in Deutschland:
- die Syrisch-Orthodoxe Kirche,
- die Armenisch-Apostolische Kirche,
- die Äthiopisch-Orthodoxe Kirche und
- die Koptisch-Orthodoxe Kirche.

Die altorientalischen Christen zählen zu den ersten, noch von den Aposteln, den Jüngern Jesu, selbst missionierten Gläubigen außerhalb des Wirkungsbereichs von Jesus Christus. Sie gehören im weiteren Sinn zur Familie der Orthodoxen und werden gemeinsam mit ihnen östliche Kirche, manchmal auch Ostkirche genannt. Im 5. Jahrhundert kam es aufgrund christologischer Differenzen zur Trennung zwischen den altorientalisch-orthodoxen Kirchen auf der einen Seite und der byzantinisch-orthodoxen Kirche sowie der römisch-katholischen Kirche auf der anderen Seite.

Grundzüge des Glaubens in der altorientalisch-orthodoxen Kirche

Die altorientalisch-orthodoxen Christen glauben, dass Gott, der Allerhöchste, einer in drei verschiedenen Personen ist: der Vater, der Sohn und der Heilige Geist, und dass diese Personen gleich sind. Sie glauben, dass Jesus Christus als Gott im Leib der Jungfrau Maria wohnte und durch den Heiligen Geist Mensch wurde, also zu gleicher Zeit ganz Gott und ganz Mensch ist. Und sie glauben an die Auferstehung des Leibes mit seiner Seele am Tag des Gerichts, wenn Christus wiederkommen wird. Hohe Verehrung genießen vor allem Maria als die Mutter Gottes, die Missionsapostel, die Märtyrer und viele Heilige. Die Gläubigen vertrauen ihrer Fürsprache bei Gott und feiern Feste zu ihrem Gedächtnis.

Die altorientalischen Kirchen weisen viele Ähnlichkeiten mit den orthodoxen Kirchen auf. Sie anerkennen die gleichen sieben Sakramente, so auch die Krankensalbung. In den vielstündigen Gottesdiensten mit ihren eigenen Liturgien und Liturgiesprachen steht die Feier des heiligen Abendmahls, die Eucharistie, im Mittelpunkt. Es gibt zwar keine Abendmahlsgemeinschaft mit den byzantinischen Orthodoxen oder mit den Christen anderer Konfessionen, aber im äußersten Notfall, z. B. wenn es im Krankenhaus keine Alternative gibt, werden Ausnahmen gemacht.

In Deutschland haben die altorientalisch-orthodoxen Kirchen selten eigene Gotteshäuser.

Zumeist teilen sie sich die Kirchen mit anderen Christen.

Syrisch-orthodoxe Christen

Die Syrisch-Orthodoxe Kirche beruft sich auf den Apostel Petrus, der in Antiochia, dem heutigen Antakya in der Türkei, den ersten Bischofssitz gründete und als ihr erster Patriarch gilt. Ihre Sprache, das Aramäische, das auch Jesus gebrauchte, war bis zum 7. Jahrhundert im Nahen Osten vorherrschend. Damals begann man, alle „Aramäer", die Christen wurden, Syrer zu nennen. Nach der Ausbreitung des Islam wechselten Phasen der Toleranz mit Phasen der Unterdrückung. Zwischen dem 12. und dem 17. Jahrhundert ging die Zahl der Christen drastisch zurück. Um 1915 wurden viele syrische Christen vertrieben oder getötet. Heute gibt es in ihrem Stammgebiet Syrien und im Südosten der Türkei nur noch wenige aramäisch sprechende Gemeinden.

Das Oberhaupt der Syrisch-Orthodoxen Kirche ist der Patriarch, dessen Name sich stets mit dem Titel „Mor" verbindet, das bedeutet: Seine Heiligkeit. Er residiert in Damaskus. Seit einem Besuch des Papstes Johannes Paul II. beim Patriarchen dürfen syrisch-orthodoxe Christen im Ausland in einer römisch-katholischen Gemeinde die Sakramente empfangen.

Die Grundzüge des Glaubens sind die gleichen wie die der anderen altorientalisch-orthodoxen Kirchen.

Weltweit werden die syrisch-orthodoxen Christen auf etwa 750 000 Gläubige geschätzt, in Deutschland bilden sie mit mehr als 70 000 Menschen die größte Migrantengruppe unter den altorientalischen Christen.

> *Bitte, übertragen Sie die folgenden Angaben nicht einfach auf Ihre Patienten. Sie sollen Ihnen nur als Grundlage für eigenes Fragen und Erkunden dienen.*

Religiöse Bräuche

Die syrisch-orthodoxen Christen feiern ihre Gottesdienste jeden Sonntagmorgen mit der Eucharistie, dazu oft auch mit Vespern am Samstagnachmittag. Ihre Liturgiesprache ist das aus dem Aramäischen entwickelte „westliche Syrisch". Es werden jetzt aber auch Teile der Liturgie und Lehrbücher ins Deutsche übertragen.

Das größte **Fest** der syrisch-orthodoxen Kirche ist das Osterfest nach dem alten julianischen Kalender. Es beginnt mit der vorabendlichen Vesper und wird die ganze Nacht hindurch vor und im Gotteshaus gefeiert. Ihm geht die siebenwöchige Buß- und Passionszeit voraus, in der sich die Gläubigen bemühen, das Leiden Jesu bis zu seinem Tod in vielgestaltigen Riten nachzuvollziehen. Das Weihnachtsfest feiern die syrisch-orthodoxen Christen zur gleichen Zeit wie die römisch-katholische Kirche.

Ernährung

Gläubige fasten vor dem orthodoxen Osterfest sieben Wochen lang, indem sie sich vegan, d. h. ausschließlich von pflanzlichen Produkten ernähren. Je nach Alter und körperlicher Konstitution verzichten sie von Montag bis Freitag jeweils bis zum späten Nachmittag auf jegliche Nahrung. Samstag und Sonntag, die so genannten Herrentage, sind davon ausgenommen.

Zu den Themen *Transfusionen, Organspenden, Transplantationen, Empfängnisverhütung und Schwangerschaftsabbruch* verhält sich die syrisch-orthodoxe Kirche wie die römisch-katholische Kirche (siehe dort).

Die Liebe Gottes, des Vaters, und die Gnade des eingeborenen Sohnes und die Gemeinschaft und Herabkunft des Heiligen Geistes seien mit euch allen, meine Brüder, in Ewigkeit.
(Segensspruch am Ende des Gottesdienstes)

Armenisch-apostolische Christen

Nach armenischer Kirchentradition haben zwei Apostel von Jesus Christus seine Botschaft in das südlich des Kaukasusgebirges gelegene Armenien gebracht. Hier breitete sich das Christentum rasch aus. Bischof Gregor der Erleuchter (240–332 n. Chr.) bekehrte König Tiridates, der sich von Gregor taufen ließ und im Jahre 301 das Christentum zur Staatsreligion machte. So ist die Armenisch-Apostolische Kirche die erste Staatskirche der Welt. Um 400 schuf der Mönch Mesrop Maschtots das armenische Alphabet und übersetzte zusammen mit anderen die Bibel.

Um 390 wurde Armenien zwischen dem Griechisch-Byzantinischen und dem Persischen Reich aufgeteilt. Es konnte aber in den folgenden Zeiten wechselnder Fremdherrschaft dank des starken Einflusses der Kirche seine religiöse und kulturelle Identität bewahren.

Im Zuge der politischen Auseinandersetzungen während des Niedergangs des Osmanischen Reiches in den Jahren 1915 – 1918 betrieb die Jungtürkische Regierung eine umfassende Deportation der Armenier. Historiker gehen davon aus, dass in Folge der Deportation zwischen einer halben und anderthalb Millionen Armenier ums Leben kamen oder getötet wurden. Viele Armenier sind ins Ausland geflohen. Das Trauma der Vertreibung aus ihrem westlichen Siedlungsgebiet, in dem auch der von ihnen als heilig verehrte Berg Ararat liegt, ist noch heute bei den Armeniern spürbar. Sie kämpfen um die Anerkennung dieser Ereignisse als Genozid.

Zwischen 1920 und 1991 war Armenien Sowjetrepublik. Während dieser Zeit konnten die armenische Kultur und Sprache bewahrt sowie eine gewisse wirtschaftliche Stabilität erreicht werden. Die Kirche aber wurde besonders unter Stalin massiv verfolgt, ein Großteil der Klöster und viele Kirchen wurden zerstört. Seit Beginn der Republik Armenien kann sich die Kirche nun wieder frei entfalten, wirtschaftlich aber geht es der Mehrheit der Bevölkerung schlecht.

Die Armenisch-Apostolische Kirche gleicht in den Grundzügen ihres Glaubens den anderen altorientalisch-orthodoxen Kirchen. Ihr Oberhaupt ist der „Katholikos aller Armenier“, das geistliche Zentrum ist Etschmiadsin, eine Nachbarstadt der Hauptstadt Jerevan. Die Gemeinden finanzieren sich aus Beiträgen und Spenden. Die Liturgiesprache ist Altarmenisch. Der Sitz der Kirche in Deutschland mit einem Erzbischof an der Spitze ist die Diözese der Armenischen Kirche in Köln.

Armenien hat nur noch 3,8 Millionen Einwohner, etwa 6 Millionen armenische Migranten sind über die ganze Welt verstreut. In Deutschland leben ungefähr 35 000 Armenier.

Bitte, übertragen Sie die folgenden Angaben nicht einfach auf Ihre Patienten. Sie sollen Ihnen nur als Grundlage für eigenes Fragen und Erkunden dienen.

Religiöse Bräuche

Eine Besonderheit in der armenisch-orthodoxen Kirche sind die Chatschkare: Auf großen Steintafeln sind reliefartig Kreuze eingeschnitten. Diese Kreuze überdecken den ganzen Stein, sie sind fein ziseliert und verbreitern sich zu den Enden hin, wie wenn Knospen oder Blätter aufbrechen. Die armenischen Christen sehen in ihnen überwundene Kreuze, Zeichen des Lebens, Lebensbäume. In den Flächen zwischen den Kreuzesarmen befinden sich oft kleinere Kreuze oder Episoden aus der Kirchengeschichte. Die Chatschkare sind auch auf vielen kirchlichen Schriften und Gebetbüchern abgebildet.

Die armenischen Christen feiern Ostern mit einer vorangegangenen Fastenzeit nach dem gregorianischen Kalender wie die meisten Christen in Deutschland, Weihnachten aber nach dem alten julianischen Kalender am 6./7. Januar. Wichtige **Feiertage** sind auch das „Fest der Heiligen Übersetzer" am zweiten Oktoberwochenende und das Fest der Kreuzauffindung. Der jeweils zweite Tag dieser Feste ist immer ein Totengedenktag, da die Verstorbenen ein Teil der lebendigen Gemeinde sind. Von besonderer Bedeutung für alle Armenier ist der Nationalfeiertag zum Gedächtnis des Beginns der Massaker am 24. April 1915.

Ernährung

Gläubige Armenier fasten 55 Tage vor Ostern. In dieser „großen Fastenzeit" nehmen sie keinerlei tierische Produkte, auch nicht Butter und Käse, zu sich. Honig bildet eine Ausnahme. Manche armenische Christen praktizieren in dieser Zeit das „Halbfasten". Das bedeutet, dass am Samstag und Sonntag zwar kein Fleisch, aber tierische Produkte gegessen werden.

Schwangerschaftsabbruch

Der Schwangerschaftsabbruch ist verboten. Im äußersten Notfall wie Vergewaltigung und bei medizinischer Indikation wird er akzeptiert.

Tod

In der armenisch-orthodoxen Kirche gibt es nur die Erdbestattung, da die ewige Ruhe der Toten gewahrt bleiben soll.

Beschütze uns in Frieden, Christus unser Gott, unter dem Schatten deines heiligen und würdevollen Kreuzes. Bewahre uns vor sichtbaren und unsichtbaren Feinden. Mache uns würdig, dich in Dankbarkeit zu verherrlichen.

(Teil des Gebets am Ende der Messe)

Äthiopisch-orthodoxe Christen

Die Äthiopisch-Orthodoxe Kirche ist die größte der altorientalischen Kirchen und eine der ältesten christlichen Kirchen der Welt. Der erste Bischof wurde um 325 geweiht, wenig später ließ sich der erste christliche König taufen. Von dieser Zeit bis 1974 war das Christentum in Äthiopien Staatsreligion. Die Kirche hat dazu beigetragen, dass in diesem Teil Nordostafrikas eine jahrtausendealte Kultur gegen zahlreiche Islamisierungsversuche bewahrt werden konnte und dass die alte äthiopische Sprache, das Ge'ez, neben der amharischen Amtssprache erhalten blieb. Enge Beziehungen gab es zur Koptisch-Orthodoxen Kirche in Ägypten.

Nach dem Ende der über 40-jährigen Regierungszeit von Kaiser Haile Selassi 1974 erschütterten politische Umwälzungen, Bürgerkriege und Hungersnöte das Land. Zahllose Äthiopier flüchteten in die Nachbarstaaten, viele kamen auch nach Europa. Äthiopien wurde 1991 nach dem Sturz der sozialistischen Militärdiktatur in ethnische Regionen mit eigenen Rechten aufgeteilt. Grenzstreitigkeiten mit Eritrea führten 1993 zur Unabhängigkeit dieses Landesteils, dessen Kirche jetzt zum koptischen Patriarchat gehört.

Äthiopien war und ist heute sowohl ein multiethnisches als auch ein multireligiöses Land, in dem neben orthodoxen Christen Muslime, Juden, evangelische und katholische Christen sowie Anhänger von Naturreligionen leben.

Die Äthiopisch-Orthodoxe Kirche gleicht in den Grundzügen ihres Glaubens den anderen altorientalisch-orthodoxen Kirchen.

In Äthiopien zählen nach kirchlichen Angaben etwa 40 Millionen Menschen zur Äthiopisch-Orthodoxen Kirche, in Deutschland leben ungefähr 18 000 Äthiopier, die verschiedenen Ethnien und Religionen angehören.

Bitte, übertragen Sie die folgenden Angaben nicht einfach auf Ihre Patienten. Sie sollen Ihnen nur als Grundlage für eigenes Fragen und Erkunden dienen.

Religiöse und ethnische Bräuche

Die Gottesdienste der äthiopisch-orthodoxen Gläubigen sind von einer sehr alten Liturgieform aus Bibellesungen, Gebeten und Wechselgesängen geprägt. Sie werden von einem Priester oder einem Mönch geleitet. Frauen und Männer sitzen getrennt voneinander, die Gottesdienstbesucher ziehen ihre Schuhe aus. Die Frauen tragen dünne weiße Tücher über dem Haar und dem Oberkörper, auch manche Männer haben weiße Umhänge. Typisch orthodox ist die Heiligen- und Ikonenverehrung.

Ein wesentliches Merkmal dieser christlichen Kirche ist die Aufnahme jüdischer Traditionen: Auf ihren Altären stehen Nachbildungen der Bundeslade, eines Wanderheiligtums in Form eines tragbaren Kastens, der nach einer der Überlieferungen zur Aufbewahrung der Gesetzestafeln diente und später im Tempel in Jerusalem stand. Auch Speise- und Reinheitsgebote sowie die Beschneidung der Jungen gehen auf alttestamentarische Bräuche zurück.

Eine alte kulturelle Tradition ist die Beschneidung von Mädchen, die in Äthiopien wie in vielen Ländern Afrikas unabhängig von jeder Religion praktiziert wird. Mehr über FGM (Female Genital Mutilation) steht im Kapitel „Anhänger von Naturreligionen aus Afrika“ unter „Religiöse und ethnische Bräuche“.

Die wichtigsten **Feste** sind das äthiopische Neujahrsfest, das am 11. oder 12. September gefeiert wird, das Fest der Kreuzauffindung sowie Weihnachten, Ostern und Pfingsten nach dem alten julianischen Kalender. Ein besonderer Feiertag ist Timkat, das Fest der Taufe Jesu, am 20. Januar.

Ernährung

Das regelmäßige Fasten spielt in der äthiopisch-orthodoxen Kirche eine große Rolle. In den betreffenden Zeiten dürfen kein Fleisch und auch keine tierischen Produkte gegessen werden. Gefastet wird 55 Tage lang vor Ostern sowie an jedem Mittwoch und Freitag außer in der Freudenzeit zwischen Ostern und Pfingsten.

Das äthiopische Nationalgericht ist Wott – eine scharfe Soße – mit Injera (= Fladenbrot).

Medizinische Besonderheiten

Da es in Äthiopien oft nur einen Arzt für eine Million Menschen gibt, gehen viele Kranke zu Wunderheilern, die mit Erfahrung in der Naturheilkunde und Einfühlungsvermögen den Patienten helfen.

Im Krankenhaus in Deutschland könnten äthiopisch-orthodoxe Christen um die Krankensalbung bitten. Ein Priester oder Mönch wird dem Patienten nach Möglichkeit die Beichte abnehmen, die kranke Körperstelle mit Öl salben, ein besonderes Gebet und das Vaterunser sprechen.

Egziabeher Yimar'he! Der liebe Gott verleihe dir Gesundheit!
(Gebräuchlicher Gruß unter äthiopisch-orthodoxen Christen)

Koptisch-orthodoxe Christen

Die Koptisch-Orthodoxe Kirche stellt die größte religiöse Minderheit in Ägypten dar. Der Evangelist Markus, im 1. Jahrhundert n. Chr. Verfasser eines der Evangelien im Neuen Testament der Bibel, gilt als Gründer der Kirche. Der Name „Kopten" geht auf die griechische Bezeichnung für die Bewohner Ägyptens zurück.

Seit dem 7. Jahrhundert leben die koptischen Christen unter muslimischer Herrschaft. Das Kirchenzentrum ist seit alter Zeit Alexandria, und das Oberhaupt der koptisch-orthodoxen Christen ist der „Papst von Alexandria und Patriarch des Stuhles von St. Markus".

Viele koptische Klöster und zwei Hochschulen sorgen nicht nur für den Nachwuchs der Mönchspriester, sie bewahren auch das jahrtausendealte Erbe Ägyptens – nicht zuletzt die auf die Pharaonen zurückgehende koptische Sprache neben der arabischen Amtssprache. Die Äthiopisch-Orthodoxe Kirche gleicht in den Grundzügen ihres Glaubens den anderen altorientalisch-orthodoxen Kirchen.

Der Anteil der koptisch-orthodoxen Christen an der Bevölkerung Ägyptens beträgt nach kirchlichen Angaben mindestens 15 %, das sind gut zehn Millionen Gläubige. In Deutschland leben etwa 6000 Kopten.

Bitte, übertragen Sie die folgenden Angaben nicht einfach auf Ihre Patienten. Sie sollen Ihnen nur als Grundlage für eigenes Fragen und Erkunden dienen.

Religiöse Bräuche

Die dreistündigen Gottesdienste der Kopten, die von einem Priester geleitet werden, sind geprägt von einem ständigen Wechsel von Gesängen, Lesungen und Gebeten in koptischer, arabischer und deutscher Sprache. Am Abendmahl dürfen nur getaufte koptisch-orthodoxe Christen teilnehmen.

Im Anschluss an den Gottesdienst feiern die Gläubigen ein „Liebesmahl", bei dem sie gemeinsam essen und trinken und Gäste herzlich willkommen sind.

Strenggläubige Kopten beten fünfmal am Tag nach dem Buch *Agbia* (= Stunde), dem Stundenbuch. Es enthält Dankgebete, Psalmen und das Vaterunser. Für Kranke gibt es ein bestimmtes Gebet, das in jeder Gottesdienstliturgie gesprochen wird und das Angehörige gern am Krankenbett beten.

Die Gemeinden finanzieren sich durch Spenden ihrer Mitglieder. Die Kopten sind am innerchristlichen und am interreligiösen Dialog sehr interessiert.

Das neue Jahr der Kopten beginnt am 11. oder 12. September. Sie feiern Weihnachten nach dem alten julianischen Kalender am 7. Januar und Ostern einen Sonntag nach dem jüdischen Pessachfest. Zu den wichtigen **Festen** der Kopten gehört auch das Marienfest am 22. August.

Familienstrukturen

Die Ehescheidung ist nur im Fall eines Ehebruchs erlaubt.

Ernährung

Gläubige Kopten fasten an 180 Tagen im Jahr, 43 Tage vor Weihnachten, 55 Tage vor Ostern und an jedem Mittwoch und Freitag. Nur die Freudenzeit zwischen Ostern und Pfingsten ist ausgenommen. In der Fastenzeit dürfen absolut keine tierischen Produkte gegessen werden. Fisch ist außer in der Fastenzeit vor Ostern erlaubt.

Transfusionen, Organspenden und Transplantationen sind erlaubt.

Empfängnisverhütung ist erlaubt.

Schwangerschaftsabbruch nur, wenn die Gesundheit der Mutter gefährdet ist.

Der Herr behütet dich vor allem Übel, er behütet deine Seele.
Der Herr behütet dich, wenn du fortgehst und wiederkommst
von nun an bis in Ewigkeit.
(Altes Testament der hebräischen Bibel, Psalm 121, 7 und 8)

Hindus

Grundzüge des Hinduismus

Der Hinduismus ist eine seit 3500 Jahren historisch gewachsene Religion, zu der mehr als 80 % der gut eine Milliarde zählenden Einwohner Indiens gehören. Es gibt viele regional unterschiedliche Richtungen und Formen.

Die Grundlage hinduistischer Glaubensvorstellungen und Traditionen bilden die im 2. Jahrtausend v. u. Z. entstandenen **Veden**. Für den gläubigen Hindu sind sie die von Gott offenbarten heiligen Schriften, die mit ihrer Fülle an Interpretationsmöglichkeiten bis heute Gültigkeit haben. In diesen Veden (Veda = Wissen) werden die Welt der Götter, das Weltwissen und die Weltordnung dargestellt. Die vier großen Textsammlungen enthalten für die irdische Repräsentation der Weltordnung das System der vier Kasten sowie für dic Lebensordnung des Einzelnen vier Lebensstufen und vier Lebenspflichten. Weiterhin werden Rituale vorgegeben, die alle besonderen Ereignisse im Leben eines Menschen von der Geburt bis zum Tod begleiten sollen.

Unter den weiteren religiösen Schriftensammlungen ist die **Bhagawadgita**, kurz Gita genannt, das am meisten gelesene heilige Buch der Hindus. Es enthält Wege zur Erlösung des Menschen durch die Hingabe an einen persönlichen Gott, durch die Erkenntnis der Wesenseinheit von Einzelseele (atman) und Weltseele (brahman) und durch rechte Pflichterfüllung.

Gott ist für die Hindus nicht in einem Begriff fassbar – er hat unendlich viele Eigenschaften und Namen. Gott wird verehrt in Göttern, Göttinnen und Himmelskörpern, auch in bestimmten Tieren und Pflanzen, in Bergen und Flüssen. Unter den zahlreichen Göttergestalten ragen **Brahma**, **Vishnu** und **Shiva** heraus. Brahma ist der Gott der Weisheit und der Schöpfer der Welt, Vishnu ist ihr Bewahrer und Shiva ist der Gott des Schicksals, der über die Kräfte der Fruchtbarkeit und der Zerstörung gebietet.

Göttinnen spielen im Hinduismus eine gleichgewichtige Rolle. Obwohl bestimmten Göttern zugeordnet, besitzen sie eigene Macht. Brahmas Gemahlin ist Sarasvati, die Göttin der Gelehrsamkeit und der schönen Künste. Unter Vishnus Frauen hat Lakshmi, die Göttin des Glückes und des Wohlstandes die größte Bedeutung. Die Gattin Shivas ist Shakti, das weibliche Prinzip in seinen verschiedenen Erscheinungsformen – als Parvati stellt sie die Schönheit und Fruchtbarkeit dar, als zornige Durga ist sie die Löwenbezwingerin und als schreckliche schwarze Kali wirkt sie als Zerstörerin. Einer der Söhne Shivas und Parvatis ist der beliebte elefantenköpfige Gott Ganesha, der sich durch Weisheit und Gelehrsamkeit auszeichnet und den Unternehmungen der Menschen Erfolg bringt.

Nach alter Überlieferung kommen die Götter in verschiedenen Verkörperungen auf die Erde, um den Menschen zu helfen, indem sie das Böse vernichten. Die bekanntesten unter ihnen sind der Held Rama und der jugendliche, lebensfrohe Krishna, beide Inkarnationen von Vishnu.

Im Mittelalter trat die Bhakti-Bewegung hervor, die bis heute Bedeutung hat. Sie ist eine volksreligiöse, mystische Strömung, in der die Gläubigen durch die liebevolle Hingabe an eine der Gottheiten Erkenntnis und Erlösung suchen.

Der für den Hinduismus zentrale Begriff des Karma (wörtlich = Tat) umfasst mehr als nur das menschliche Handeln. Er besagt, dass ein unabänderlicher Zusammenhang zwischen den Taten des Menschen und seinem Schicksal im jetzigen und im zukünftigen Leben nach der Wiedergeburt seiner Seele besteht. Vereinfacht gesagt, bewirkt gutes Handeln ein gutes, böses Handeln ein böses Karma. So trägt der Einzelne die volle Verantwortung für sein Tun. Das Karma bestimmt, ob seine Seele in Form eines Steines, einer Pflanze oder eines Tieres, als Mensch oder als übernatürliches Wesen wieder erscheinen wird. Das Karma kann nach der Auffassung mancher Hindus auch Krankheiten verursachen.

Zum Hinduismus gehört das bis heute die indische Gesellschaft prägende **Kastensystem**. In den alten Veden werden vier Stände beschrieben: die Gelehrten, die Könige und Krieger, die Kaufleute und Bauern sowie die Arbeiter. Im Laufe der Jahrhunderte haben sich aus diesen Kasten zahllose Untergruppen gebildet, die streng voneinander getrennt lebten. Im Jahr 1949/1950 wurde das Kastensystem offiziell abgeschafft. Es bestimmt aber noch heute viele Lebensbereiche der Inder, indem z. B. in bestimmten Schichten die alten Ernährungsvorschriften und Reinigungszeremonien eingehalten werden oder die Eltern die Ehepartner für ihre Kinder auswählen. Die Beachtung solcher Verhaltensnormen ist aber jetzt – wie die Religion – zu einer privaten Angelegenheit geworden.

Weltweit gibt es etwa 900 Millionen Hindus.

In der Bundesrepublik Deutschland leben 45 000 tamilische Hindus aus Sri Lanka, 35 000 bis 40 000 indische, 5000 afghanische und 7500 deutschstämmige Hindus. Die vergleichsweise große Zahl der Tamilen aus Sri Lanka ergibt sich aus der dortigen Situation: Besonders viele von ihnen sind infolge der Unabhängigkeitskämpfe geflüchtet. In Deutschland leben aber auch Tamilen, die aus Südindien stammen.

Bitte, übertragen sie die folgenden Angaben nicht einfach auf Ihre Patienten. Sie sollen Ihnen nur als Grundlage für eigenes Fragen und Erkunden dienen.

Religiöse und ethnische Bräuche

Gläubige Hindus üben ihre Religion im häuslichen Bereich aus. Sie verehren ihre Götter und Ahnen, deren Bilder auf einem geschmückten Altar, dem Familienschrein, stehen. Es gibt in Deutschland nur wenige Tempel, in denen Priester eine Vielzahl von Götterbildern pflegen und eine Zeremonie, die Puja, durchführen. Mantras sind Ritualformeln aus den heiligen Schriften, die während des Opfers und zur Lobpreisung gesprochen werden. Die Hindus beten nach Möglichkeit morgens nach dem Duschen und abends. Für viele ist Dienstag der heilige Tag der Woche zu Ehren der Götter. An diesem Tag wird gefastet oder streng vegetarisch gegessen.

Der auf die Stirn gemalte Punkt – Bindi – ist eine sehr alte indische Tradition. Auch Männer haben ihn getragen. Der rote Punkt auf der Stirn der Hindufrauen bedeutet für viele, dass diese Stelle zwischen den Augen besonders empfindlich ist und geschützt werden muss. Man spricht auch von einem dritten Auge. In Sri Lanka tragen verheiratete Frauen einen roten und unverheiratete einen schwarzen Punkt.

Im Hinduismus gibt es sehr viele, zum Teil nur in bestimmten Regionen gefeierte **Feste**. Einige der größten in ganz Indien begangenen Feiertage sind: das Holi-Fest, ein frohes Farbenfest zu Ehren des Gottes Krishna im März und das Ganesha-Fest im August/September, in dessen Mittelpunkt der beliebte elefantenköpfige Gott steht. Im Oktober feiern die Inder das Dussehra-Fest, das auch Durga Puja, Ramlila oder Navaratri genannt wird, und im Oktober/November das Lichterfest Divali zur Verehrung der Göttin Lakshmi. Bei den Tamilen in Südindien und Sri Lanka ist Pongal im Januar das große Fest zum Dank an den Sonnengott Surya für die erste Reisernte.

Familienstrukturen

Das Eherecht variiert je nach Region und Kastenzugehörigkeit. Eheschließungen erfolgen meistens innerhalb der gleichen Kaste, Ehefrauen gehören zur Familie der Männer. Obwohl in Indien offiziell die Gleichberechtigung der Geschlechter gilt, sind alte Traditionen auch noch bei den in Deutschland lebenden Hindus wirksam. Das Wohl der Familie bedeutet mehr als das Wohl des Einzelnen. Die Eltern genießen Respekt. Der Mann hat die Verantwortung für die ganze Familie. Die Frau erfüllt ihre Pflichten, indem sie den Mann begleitet und unterstützt.

In vielen Familien werden die Ehepartner der Kinder von den älteren Angehörigen nach intensiven Beratungen ausgesucht. Bei Eheschwierigkeiten sind sie dann auch um Vermittlung bemüht.

Vorehelicher Geschlechtsverkehr ist bei gläubigen Hindus verboten, in der Ehe gilt Geschlechtsverkehr als Pflicht. Ehebruch, besonders der Frauen, wird nicht gebilligt; Sexualität ist tabu. Welche Rechte und Möglichkeiten junge Hindus in Deutschland haben, hängt weitgehend von der Erziehung durch die Eltern und von deren Toleranz ab.

Ernährung

Viele Hindus sind Vegetarier und befolgen besondere Diätvorschriften, manche essen auch keine Eier und keinen Fisch. Rindfleisch werden Hindus auf jeden Fall ablehnen, weil die Kuh als heiliges Tier verehrt wird. Schweinefleisch isst man selten. Gläubige Hindus halten wöchentliche Fastentage zu Ehren der von ihnen verehrten Götter oder Göttinnen ein.

Medizinische Besonderheiten

Hindus haben in Europa keine besonderen Vorschriften zu beachten. Von großer Bedeutung ist für sie die traditionelle, altindische Ayurveda-Medizin, bei der Körper und Geist ein untrennbares Ganzes bilden. Gesundheit bedeutet, dass sich beide im Einklang befinden. Der Gott der Pflanzenmedizin ist Dhanvantri, eine Inkarnation des Gottes Vishnu. Zur Therapie gehören Ölmassagen und Kräuterbehandlungen, Reinigungskuren und eine spezielle Ernährung. Ayurveda wird nie parallel zur, aber manchmal vor Inanspruchnahme westlicher Medizin oder nach ihrer Erfolglosigkeit angewendet.

Zu *Transfusionen, Transplantationen, Organspenden* gibt es keine Einwände.

Geburt

Die Traditionen, die sich anlässlich der Geburt eines Kindes entwickelt haben, können sehr unterschiedlich sein. Kurz nach der Geburt wird den Babys oft etwas Honig gegeben, den man ihnen als ersten Geschmack auf Erden in den Mund streicht.

Der sekundengenaue Zeitpunkt der Geburt ist für viele Hindus wichtig. Aus der Konstellation der Gestirne ergibt sich das einem Menschen bestimmte Schicksal, das nach Möglichkeit von einem Sashtri, einem gelehrten Astrologen, ermittelt wird. Diesem Schicksal entsprechend bekommt das Neugeborene einen besonderen Hindu-Namen.

Es kann bei Hindufamilien manchmal vorkommen, dass Jungen gegenüber Mädchen bevorzugt werden, weil nach traditioneller Vorstellung die Geburt eines Jungen mit mehr Ansehen verbunden wird.

Empfängnisverhütung

Empfängnisverhütung ist erlaubt. Sie wird bei Indern seltener vor der ersten Geburt angewendet, weil das erste Kind erwünscht ist. Eher wird verhütet, wenn die Wunschkinderzahl von zwei erreicht ist.

Schwangerschaftsabbruch

Der Schwangerschaftsabbruch ist in die Verantwortung des Einzelnen gegenüber dem Leben gestellt. Er wird nicht befürwortet, es sei denn, das Leben der Mutter ist in Gefahr. In Indien werden eher Mädchen abgetrieben. In den Krankenhäusern wird manchmal vor dem ersten Kind keine Ultraschall-Untersuchung durchgeführt, um Mädchen eine Chance zu geben.

Tod

Nach dem Glauben der Hindus sind die Seelen der Menschen unsterblich. Sie werden immer wieder in einen Körper hinein geboren, bis sie dank eines guten Karmas die höchste Existenzform erreicht haben und Erlösung finden.

Hindu-Patienten möchten nach Möglichkeit zu Hause sterben. Im Krankenhaus kann es sein, dass die Angehörigen einige Halme des heiligen Kusha-Grases, das sie aus Indien mitgebracht haben, unter das Bett des sterbenden Patienten legen. Auch werden ihm auf seinen Wunsch vielleicht etwas Ganges-Wasser, ein wenig Milch oder Blätter der heiligen Tulsi-Pflanze, die man in Europa aus Samen ziehen kann, zur Beruhigung in den Mund gegeben.

Nach dem Tod

Über notwendige Untersuchungen nach dem Tod sollte vorher unbedingt mit den Angehörigen gesprochen werden.

Oft wollen die Familienangehörigen die letzten Handlungen selbst durchführen, weil sie nicht möchten, dass Nicht-Hindus den Toten berühren. Schmuckstücke, besondere geheiligte Gewänder und andere religiöse Beigaben, sollten nicht vom Körper des Verstorbenen entfernt werden.

Die Versorgung und Aufbahrung der Leiche geschieht in der Wohnung des Toten oder eines Angehörigen.

In Indien werden Tote eingeäschert, kleine Kinder aber werden immer begraben.

Bei gläubigen Hindus dürfen nur männliche Familienmitglieder das Begräbnisritual vollziehen. Frauen pflegen, nicht auf den Friedhof zu gehen.

Ein Foto des Verstorbenen wird auf den Hausaltar neben die Götterbilder gestellt. Zu jedem Neumond wird an die Ahnen mit Blumen, Opfergaben und Gebeten gedacht.

Man soll die Wahrheit sagen und soll sie so sagen, dass sie Gefallen erregt.
(Manu Smitri, 4. 138)

Kultur besänftigt den inneren Menschen.
(Pranab C. Lahiri, 2003)

Juden

Grundzüge der jüdischen Religion

Die jüdische Religion ist die älteste monotheistische Weltreligion. Die beiden jüngeren Weltreligionen Christentum und Islam berufen sich auf jüdische Quellen, auf die hebräische Bibel, die dem Alten Testament der christlichen Bibel entspricht.

Gott, der Schöpfer der Welt, der Einzige und Ewige, der Gerechte und Gnädige, hat das jüdische Volk auserwählt, um einen Bund mit ihm zu schließen und ihm seine Botschaft anzuvertrauen.

Mit der Annahme dieses Bundes hat es die Verpflichtung übernommen, die **göttlichen Gebote** zu befolgen: „Ich bin der Herr dein Gott. Du sollst keine anderen Götter neben mir haben. Du sollst den Namen des Herrn, deines Gottes, nicht missbrauchen. Gedenke des Schabbat, dass du ihn heiligst. Du sollst deinen Vater und deine Mutter ehren. Du sollst nicht morden. Du sollst nicht ehebrechen. Du sollst nicht stehlen. Du sollst nicht falsch aussagen gegen deinen Nächsten. Du sollst nicht nach deines Nächsten Haus und Besitz und auch nicht nach seiner Frau verlangen. Du sollst deinen Nächsten lieben wie dich selbst". Dies sind die bekanntesten unter den 613 jüdischen Geboten.

Die Offenbarungen Gottes und seine Gesetze als Grundlage des jüdischen Glaubens und Lebens stehen in der **Tora**, das sind die fünf Bücher Mose in der Bibel. Zur jüdischen Lehre gehören weitere Texte der hebräischen Bibel und der **Talmud**, eine Sammlung religiöser Schriften und Kommentare zur Tora, die die sich verändernden Lebensumstände der Juden berücksichtigen.

Der Name des jüdischen Volkes geht auf den Stamm Juda zurück, der seit dem 6. Jahrhundert v. u. Z. im Gebiet um Jerusalem siedelte.

Die Juden sind seit dem Ende des ersten Jahrhunderts u. Z., das heißt seit der Zerstörung ihres Tempels durch die Römer und dem Verbot, Jerusalem zu betreten, über die ganze Welt zerstreut. Im 19. Jahrhundert gab es Bestrebungen, einen eigenen Staat im „Lande der Väter" zu gründen. Aber erst die Ermordung fast aller europäischer Juden während der Herrschaft der Nationalsozialisten in Deutschland führte 1947 zum Beschluss der UNO, Palästina in ein arabisches und ein jüdisches Gebiet aufzuteilen. Der Staat Israel, genannt nach dem Namen des Gottesvolkes in der Tora, entstand 1948.

Die Zugehörigkeit zum Judentum vererbt sich von der Mutter auf die Kinder. Auch Konversion ist möglich. Alle Juden sind miteinander verbunden durch ihre Religion, durch ihre Geschichte und durch ihr Schicksal. Gleichwohl gibt es heute verschiedene Richtungen, die durch die unterschiedlich strikte Einhaltung der religiösen Gebote gekennzeichnet sind, welche alle Lebensbereiche bestimmen: orthodoxe, konservative und liberale Juden, die sich in den USA Reform- oder progressive Juden nennen.

Die Gläubigen versammeln sich in Synagogen, in denen Rabbiner als Lehrer und Richter, sowie Kantoren als Vorbeter wirken.

Weltweit bekennen sich etwa 14 Millionen Menschen zur jüdischen Religion. In Israel leben ungefähr 6 Millionen und in Deutschland etwa 110 000 Juden.

Bitte, übertragen Sie die folgenden Angaben nicht einfach auf Ihre Patienten. Sie sollen Ihnen nur als Grundlage für eigenes Fragen und Erkunden dienen.

Religiöse Bräuche

Die wichtigsten **Feste** der Juden sind das Neujahrsfest Rosch ha Schana im September/Oktober, Jom Kippur, der höchste Festtag im Jahr mit absolutem Fastengebot zehn Tage nach Neujahr, sowie das Laubhüttenfest Sukkot im September/Oktober. Chanukka ist eine Art Lichterfest im November/Dezember, das Losfest Purim wird heute vor allem als Verkleidungsfest im Februar/März gefeiert. Das große Pessach-Fest im März/April erinnert an den Auszug der israelitischen Stämme aus Ägypten sowie den Beginn als geschichtliches Volk, und Schawuot ist das Fest der Gesetzgebung.

Neben dem gemeinsamen Feiern der Jahrsfeste ist der von den Juden erstmals in der Geschichte begangene wöchentliche Ruhetag, der Schabbat, der wichtigste Feiertag in der Familie und Gemeinde. Wie alle Feste beginnt er am Vorabend, und zwar am Freitag mit Sonnenuntergang und endet am Samstag nach Sonnenuntergang. Festlich gekleidet gehen die Gläubigen in die Synagoge, sie widmen sich geistlichen Studien und essen vorbereitete Mahlzeiten, denn an diesem Tag soll niemand arbeiten.

Im Krankenhaus sollten, wenn nicht dringend erforderlich, am Schabbat und an den Feiertagen keine besonderen Therapien stattfinden. Es kann sein, dass orthodoxe Patienten am Schabbat z. B. kein Licht an- oder ausschalten, keine Unterschriften geben und nicht um Hilfe läuten. Wichtig ist es, eine Entlassung daraufhin abzustimmen und sich zu erkundigen, wann diese für den Patienten wie auch die Angehörigen zwecks Abholung möglich ist. Man sollte auch daran denken, dass am Samstagabend nach der Schabbatruhe wieder verstärkt Besuch kommen kann. Der Besuch eines Kranken gehört zu den heiligen Pflichten im Judentum, wenn kein anderes Gebot dadurch gebrochen wird. Sowie Gott den Kranken besonders nahe ist, so sind die Menschen es an seiner Stelle.

Im Mittelpunkt des geistlichen Lebens stehen die täglichen Gebete am Morgen, am Nachmittag/Abend und zur Nacht. Vor und nach den Mahlzeiten wird ein Segensspruch gesprochen. Im Krankenzimmer sollte der Betende dabei nicht gestört werden.

Äußeres Kennzeichen eines strenggläubigen Juden können ein gepflegter Vollbart und Schläfenlocken sein. Sie dürfen nicht ohne medizinische Indikation entfernt werden. Die Frauen tragen oft hochgeschlossene Kleidung und über dem Haar ein Tuch oder eine Perücke, die sie vielleicht auch im Bett anbehalten möchten.

Die für Juden typische Kippa, das Käppchen, wird von Männern und Jungen immer zum Gebet, zu geistlichen Studien und an jüdisch-religiösen Orten getragen. Orthodoxe Juden tragen die Kippa immer.

Familienstrukturen

Die Ehe ist im Judentum heilig und die Feier einer Hochzeit ein freudiges Ereignis für die ganze Gemeinde. Im Judentum gilt die Gleichheit aller vor dem Gesetz und die Gleichwertigkeit von Männern und Frauen in Bezug auf ihre religiösen Rechte und Pflichten. Die öffentliche Religionsausübung ist aber z. B. in orthodoxen Gemeinden dem Mann vorbehalten, während traditionell der Aufgabenbereich der Frau im Haus, in der Familie liegt. Sie ist für die Einhaltung der Speisevorschriften und – zusammen mit ihrem Mann – für die geistliche Unterweisung der Kinder verantwortlich. Mädchen werden mit 12 Jahren religionsmündig (Bat-Mizwa-Feier), Jungen mit 13 Jahren (Bar-Mizwa-Feier).

Ernährung

Die Tora enthält eine Vielzahl von Speisevorschriften. Nicht alle Juden beachten diese Gebote genau. Für die Strenggläubigen müssen alle Nahrungsmittel „koscher", d. h. geeignet, erlaubt sein. Es darf nur Fleisch von wiederkäuenden Säugetieren mit gespaltenen Hufen gegessen werden, z. B. vom Rind und Lamm. Dagegen sind Schweine-, Pferde- oder Kamelfleisch verboten. Das Fleisch muss geschächtet, d. h. unter rabbinischer Aufsicht geschlachtet werden und sofort ausbluten können. Geflügel ist erlaubt, wenn es geschächtet wurde. Fische mit Gräten und Schuppen dürfen gegessen werden, aber keine Schalentiere wie Krabben und Muscheln. Milch und Milchprodukte sind erlaubt, wenn sie von koscheren Tieren stammen. Das gleichzeitige Essen von Fleisch- und Milchprodukten ist verboten, Milch vor Fleisch ist erlaubt, Milch nach Fleisch erst nach sechs Stunden.

Im Krankenhaus werden viele Juden mit vegetarischer Kost zufrieden sein, wenn kein koscheres Essen angeboten werden kann. Wegwerfgeschirr ist vorzuziehen, da nicht das gleiche Geschirr für koschere und nichtkoschere Speisen verwendet werden darf. Je nach Indikation können auch „verbotene" Nahrung und Medikamente eingenommen werden, wenn dies zur Heilung notwendig ist. Auf jeden Fall sollten die Patienten oder ihre Angehörigen nach den Ernährungsgewohnheiten und nach den Fastenzeiten im Zusammenhang mit den religiösen Feiertagen befragt werden.

Hygiene

In der Tora stehen rituelle, religiös zu verstehende Reinheitsgesetze. Im Krankenhaus sind neben den zeitgemäßen Hygienemaßnahmen keine besonderen Gebote zu beachten. Das Übergießen der Hände mit sauberem Wasser vor dem Gebet und dem Essen ist als rituelles Reinheitserfordernis zu verstehen.

Medizinische Besonderheiten

Im Judentum gilt das Prinzip der Ganzheit von Körper und Seele, die sich gegenseitig beeinflussen. Schon der große jüdische Arzt und Philosoph Maimonides im 12. Jahrhundert betonte den psychologischen Aspekt in der Krankenpflege. So notwendig das Handeln des Arztes aufgrund wissenschaftlicher Erkenntnisse ist, so wichtig ist die Bemühung des Einzelnen um die Erhaltung seiner Gesundheit als religiöse Pflichterfüllung. Schmerz stillende Mittel sind erlaubt und sinnvoll. Medikamente müssen auf koscherer Grundlage hergestellt worden sein (siehe Stichwort „Ernährung").

Um Leben zu erhalten, kann über alle religiösen Gebote hinweggesehen werden. In Zweifelsfällen sollte man einen Rabbiner um Rat fragen.

Viele strenggläubige Juden lehnen eine Berührung des anderen Geschlechts in der Öffentlichkeit ab. Zumindest möchten sie nicht allein mit ihm in einem Raum sein; man könnte gegebenenfalls die Tür offen lassen. Es kommt auch vor, dass Männer und Frauen sich nicht die Hand geben. Im Allgemeinen werden Pflege und Untersuchungen durch gleichgeschlechtliches Personal bevorzugt.

Transfusionen sind erlaubt.

Organspenden und Transplantationen

Bei Organspenden und Transplantationen ist besondere Sensibilität notwendig. Organspenden von lebenden Personen sind erlaubt, wenn sie einem Patienten sofort eingesetzt werden können und die Gesundheit des Spenders nicht nachhaltig beeinträchtigt wird. Von gerade Verstorbenen, deren Tod nach jüdischem Gesetz festgestellt wurde, können Organe entnommen werden, wenn sie auf schnellstem Wege einem Patienten zugute kommen. Organe dürfen nicht in einer Organbank aufgehoben werden. Alle nicht für das Leben eines anderen Menschen genutzten Körperteile müssen mit dem Verstorbenen beerdigt werden.

Geburt

Im Judentum hat das Leben der Mutter Vorrang vor dem werdenden Leben des ungeborenen Kindes. Dessen Leben beginnt nach jüdischer Auffassung, wenn der Kopf des Babys geboren ist oder – nach einer anderen Auslegung – wenn er zu sehen ist. Geburtserleichternde Maßnahmen werden seit langem im Judentum angewendet.

Gesunde männliche Neugeborene werden acht Tage nach der Geburt von einem speziell ausgebildeten Nichtmediziner, dem Mohel, beschnitten. Die Beschneidung ist ein wichtiges Zeichen der Zugehörigkeit zum Volk des Bundes mit Gott. Sie wird in einem feierlichen Rahmen mit Angehörigen und Gästen vollzogen, für den gegebenenfalls im Krankenhaus ein besonderer Raum benötigt wird.

Empfängnisverhütung

Empfängnisverhütung ist nur bei medizinischer Indikation und in Fällen starker psychischer Belastung möglich.

Schwangerschaftsabbruch

Auch der Schwangerschaftsabbruch ist nur bei medizinischer und in schweren Fällen bei psychischer Indikation erlaubt, zum Beispiel, wenn das Leben der Mutter bedroht ist. Ein Embryo hat ein von der Mutter abhängiges, potenzielles Leben. Nach dem Talmud wird dem Ungeborenen 40 Tage nach der Zeugung die Seele von Gott eingehaucht.

Tod

Zum Judentum gehört der Glaube an ein Leben nach dem Tod. Das Sterben ist der Übergang in eine andere, neue Welt. Das beruht auf der Vorstellung, dass die von Gott gegebene Seele weiterlebt und dass sie bei der Ankunft des Messias auferstehen wird.

Jüdische Gesetze sehen vor, dass bei einem Sterbenden keine lebensverlängernden oder -verkürzenden Maßnahmen stattfinden sollen. Starke Schmerz lindernde Medikamente sind aber erlaubt. Die Hoffnung auf Genesung ist manchmal auch auf Kosten der Wahrheit über den Gesundheitszustand des Patienten aufrechtzuerhalten.

Der Sterbende wird seine Angelegenheiten in Ordnung bringen und in Anwesenheit seiner Familie und Freunde das „Schmah Israel" (= „Höre Israel") sprechen oder hören wollen. Auf Wunsch wird ein Rabbiner gerufen. Der Patient darf möglichst nicht von der Stelle gerückt oder umgebettet werden, und es sollte immer ein Licht brennen.

Nach dem Tod

Auch der Tote soll zunächst unberührt, nicht allein und nicht im Dunklen bleiben. Die Versorgung übernimmt eine jüdische Bestattungsgesellschaft, die Chewra Kaddischa, die Heilige Bruderschaft. Das Judentum kennt keine Einäscherung. Trotzdem gibt es auf manchen jüdischen Friedhöfen in Deutschland kleine Urnenstellen. Die Verstorbenen werden nach jüdischem Brauch so schnell wie möglich den Verwandten übergeben und beerdigt. In Deutschland muss mindestens eine Frist von 48 Stunden eingehalten werden.

Die Trauerzeit dauert mit jeweils unterschiedlicher Intensität und verschiedenen Ritualen eine Woche, einen Monat, ein Jahr. Viele Friedhofsbesucher legen einen kleinen Stein auf die Grabmale von Verstorbenen.

Obduktion

Die Obduktion ist erlaubt, wenn Erkenntnisse über die Todesursache notwendig sind oder um ein Verbrechen aufzuklären. Sämtliche Organteile und Körperflüssigkeiten müssen anschließend, auch nach einem Unfall mit Todesfolge, mit dem Leichnam beerdigt werden. In jedem Fall sollte man mit den Angehörigen oder einem Rabbiner Rücksprache halten.

Der göttliche Geist wohnt über dem Kopf des Kranken.
(Talmud)

Der Herr segne und behüte dich; der Herr lasse sein Angesicht leuchten über dir und sei dir gnädig; der Herr hebe sein Angesicht über dich und gebe dir Frieden.
(Hebräische Bibel, 4. Mose 6, 24–26)

Konfuzianer und Daoisten

In der ost- und südostasiatischen Region, in China, Japan, Kambodscha, Korea und Laos, in der Mongolei, in Myanmar, Singapur, Thailand und Vietnam, breiteten sich über viele Jahrhunderte hinweg in unterschiedlicher Intensität der Konfuzianismus und der Daoismus aus, die in China entstanden waren, und der Buddhismus, der in Nordindien seinen Ursprung hatte. Diese Weisheitslehren haben sich gegenseitig beeinflusst und ergänzt und – verbunden mit dem uralten Ahnenkult – zu Volksreligionen entwickelt. Nach dem Zweiten Weltkrieg fanden gravierende Prozesse der Säkularisierung besonders in den kommunistisch regierten Ländern statt, so dass die Religionen im öffentlichen Leben dieser Länder jahrzehntelang kaum in Erscheinung treten durften. Heute ist ein langsames Wiedererwachen der Religiosität spürbar. Es werden neue Tempel gebaut, aber im öffentlichen Leben, z. B. in den Schulen, wird sie noch unterdrückt.
Im folgenden Kapitel wird die religiöse Situation der Chinesen beispielhaft für viele Religionsanhänger in Ost- und Südostasien beschrieben, da sie eine besonders große Migrantengruppe in Deutschland darstellen.

Grundzüge der Religionen in China

Die frühe chinesische Religiosität war geprägt von der Ahnenverehrung und von Riten im Zusammenhang mit dem Kreislauf der Natur.

Im 6. Jahrhundert v. u. Z. entwickelten **Konfuzius** und andere Weisheitslehrer die Philosophie des chinesischen Humanismus, in dessen Mittelpunkt der Mensch und seine ethischen Entscheidungen stehen. Um Harmonie zwischen dem Kosmos und den Menschen sowie der Menschen untereinander zu erreichen, stellte Konfuzius klare Regeln auf: Die Untertanen begegnen dem als göttlich verehrten Herrscher mit Ehrerbietung, die Söhne den Vätern und die Frauen den Männern. Der Einzelne ordnet sich der Gemeinschaft unter – sie ist es, die Identität stiftet. Von Natur aus ist der Mensch gut, er soll das Böse in sich und in der Welt bekämpfen.

Der **Daoismus** geht vor allem auf das Buch *Daode jing* (Tao te king) aus dem 3. Jahrhundert v. u. Z. zurück, das von dem legendären **Laozi** (Laotse) stammen soll. „Dao" heißt „Weg" und hat die Bedeutung von Absolutheit, letzter Wahrheit und Wirklichkeit, aber auch schöpferischer Leere. So ist es der Urgrund der Welt und zugleich der Weg zu einer natürlichen Lebensordnung. Es umfasst das Sein als Einheit, die in sich die Zweiheit von Yin und Yang, von dunkel und hell, enthält. Alle Erscheinungen des Kosmos und alle Wesen werden ihnen zugeordnet: Dem Yang entspricht der Himmel, das Männliche, die Stärke; dem Yin die Erde, das Weibliche und die Nachgiebigkeit. Das Streben der Menschen ist um der Harmonie willen auf Ausgleich der beiden Prinzipien bedacht. Dies soll nicht durch Anstrengung geschehen, sondern eher durch Nichthandeln und friedfertiges Sichversenken.

Laozi gilt in der daoistischen Religion als Verkörperung des Dao und ist in dieser Eigenschaft die höchste Gottheit und der Ursprung des Kosmos. Im Daoismus gibt es ferner zahllose Götter, die für unterschiedliche Qualitäten der Lebensenergie Qi stehen, vergöttlichte Menschen, Unsterbliche und Geister. Sie bewohnen das gesamte Universum, das heißt den Himmel, die Erde und den zwischen den beiden Sphären lebenden Menschen. Viele Wege führen zum Heil, zur Unsterblichkeit. Zu ihnen gehören umfangreiche Rituale, Rezitationen heiliger Texte, Gebete, Sündenbekenntnis, Geistervertreibung, Meditationsübungen und verschiedene Methoden der Lebenspflege.

Die dritte Weisheitslehre, die Chinas Religiosität geprägt hat, ist der **Buddhismus**, der sich hier seit dem 1./2. Jahrhundert u. Z. ausbreitete (siehe unter dem Kapitel „Buddhisten“).

Konfuzianismus, Daoismus und Buddhismus haben sich über Jahrhunderte hinweg gegenseitig befruchtet und durchdrungen. Sie nahmen mehr und mehr religiöse Züge an, so dass die drei Weisheitslehrer zu Gottheiten wurden, die heute in eigenen Tempeln, manchmal aber auch gemeinsam oder zusammen mit Volksgöttern, verehrt werden.

Während der kommunistischen Herrschaft und besonders während der Kulturrevolution (1966–1976) wurde jegliche Religiosität unterdrückt, und fast alle Tempel im Land wurden beschädigt oder zerstört.

Nach dem Ende der Kulturrevolution durfte sie aber unter staatlicher Kontrolle wieder aufleben. Heute spielt Religiosität im privaten Bereich mancher Chinesen auch dann eine Rolle, wenn sie sich in der Öffentlichkeit nicht ausdrücklich zu einer Religion bekennen.

Die chinesischen Buddhisten haben eigene religiöse Organisationen in Deutschland, die mit den vietnamesischen und den Thai-Gemeinden vergleichbar sind.

In Deutschland leben ungefähr 56 000 Chinesen (Stand 2001).

Bitte, übertragen Sie die folgenden Angaben nicht einfach auf Ihre Patienten. Sie sollen Ihnen nur als Grundlage für eigenes Fragen und Erkunden dienen.

Ethnische und religiöse Bräuche

Für Chinesen wie auch für andere Asiaten ist es wichtig, das eigene Gesicht und das der anderen zu wahren und nicht, z. B. durch Kritik, unangenehm aufzufallen. Auf Bitten antworten sie lieber mit Ja als mit Nein oder auch ausweichend. Nicken könnte eher „ich höre“ als „ja“ bedeuten. Man ist es gewohnt, dass Andeutungen verstanden werden. Es gibt immer wieder Situationen, in denen besonders Chinesen unter der Ungeduld der Deutschen gegenüber ihren Sprachversuchen leiden. Peinliche oder unverständliche Vorkommnisse werden manchmal mit Gelächter quittiert.

Eine noch heute in Anspruch genommene wirksame Kraft geht von Talismanen aus, die im Daoismus immer aus Schriftzeichen bestehen. Sie haben die unterschiedlichsten Bedeutungen und Funktionen. Ein Talisman kann seinen Träger beschützen, ihm bei Unternehmungen helfen und böse Geister, vor allem solche, die Krankheiten verursachen, abwehren. Man trägt ihn am Körper oder bringt ihn in Räumen des Hauses an. Manchmal werden die Schriftblätter auch im Rahmen einer rituellen Zeremonie verbrannt und die Aschenreste in Wasser oder mit Honig vermischt eingenommen.

Für die Gestaltung von Häusern und Gräberanlagen spielt im Denken vieler Chinesen auch heute noch Fengshui eine Rolle. Es bedeutet „Wind und Wasser" und umschreibt die Kunst, Gebäude entsprechend den guten Einflüssen der Gestirne und der Erdströme zu errichten. Besonders Architekten von Banken und Hotels beschäftigen Geomantiker, das sind Erdkundler, für die Bauplanung.

Krankheiten können nach daoistischer Glaubensvorstellung nicht nur durch Geister hervorgerufen werden, sondern auch eine Folge von Verfehlungen sein.

Wenn Chinesen krank sind, nehmen viele von ihnen, so areligiös sie sonst scheinen mögen, gern seelischen Beistand in Anspruch. Auch ist es üblich, in Tempeln für die Genesung von erkrankten Angehörigen und für die eigene Gesundheit zu beten.

Das wichtigste **Familienfest** der Chinesen ist das Neujahrsfest, auch Frühlingsfest genannt, das Ende Januar/Anfang Februar stattfindet und mehrere Tage lang gefeiert wird. Am 4./5. April wird allgemein der Toten gedacht: Im Mittelpunkt des alten Qingming-Festes stehen die Pflege der Gräber, Opfergaben an die Ahnen und ein gemeinsames Picknick am Grab. Ein weiteres, eher religiöses Fest zum Gedenken der Verstorbenen begehen die Chinesen Mitte August zur Besänftigung „der hungrigen Seelen", die keine Ruhe finden können.

Die meisten anderen Feste werden regional unterschiedlich gefeiert. Besonders beliebt sind das Drachenbootfest im Juni und das Mond- oder Mitteherbstfest im September.

Familienstrukturen

Eine grundlegende, auf Konfuzius beruhende Tradition ist das richtige Verhalten in Bezug auf Alter, gesellschaftliche Position und Verwandtschaftsgrad. Ältere Menschen genießen Respekt. Kinder schulden ihren Eltern lebenslang Dankbarkeit, auch als Erwachsene sollten sie ihnen nicht widersprechen. Verpflichtungen gegenüber den Eltern haben oft Vorrang vor denen gegenüber dem Ehepartner.

Männer und Frauen entscheiden in der Familie gemeinsam. Die Frau hat annähernd die gleichen Rechte wie der Mann. Trotzdem prägen die überlieferten Vorstellungen von Yin und Yang oft noch das Verhältnis zwischen den Geschlechtern – die Frauen seien sanftmütig, die Männer tonangebend. Chinesen versuchen, Streit zu vermeiden, und bemühen sich immer wieder um Kompromisse. Kinder gebildeter Familien werden zu ruhigem Verhalten erzogen, Gefühlsäußerungen und heftige, spontane Bewegungen gelten als unangemessen. Großer Wert wird auf eine gute Ausbildung gelegt.

In China gilt besonders in den Städten das strikte Gebot der Ein-Kind-Ehe, die Landbevölkerung und nationale Minderheiten dürfen meistens mehrere Kinder haben.

Ernährung

Eine gut durchdachte, vielfältige Ernährung gehört zur uralten chinesischen Tradition. Die Mahlzeiten sollten möglichst aus mehreren Speisen verschiedener Geschmacksrichtungen bestehen. Die meisten Chinesen essen gern dreimal am Tag warm, Brot am Abend liegt ihnen schwer im Magen. Das Hauptnahrungsmittel ist Reis, manchmal sind es auch Nudeln. Die Gerichte sollten fettarm sein, rohes Gemüse wird meist nicht geschätzt, es darf aber nur kurz gegart werden. Für manche Chinesen sind Milchprodukte schwer verdaulich, da ihnen das Laktose-Enzym fehlt. Eine Ausnahme bilden Erfrischungsgetränke aus Yoghurt. Die Suppe wird traditionellerweise als letzter Gang gereicht.

Das wichtigste Getränk der Chinesen ist grüner Tee, besonders auch als Jasmin-Tee. Der Genuss von Alkohol ist nicht verboten.

Medizinische Besonderheiten

Die Erhaltung und Wiedergewinnung der Gesundheit spielt für viele Chinesen eine große Rolle, um im Gleichgewicht zwischen Körper und Geist, Yin und Yang, und in Dankbarkeit gegenüber ihren Eltern zu leben.

In China werden seit alter Zeit Erkenntnisse und Methoden einer ganzheitlichen Medizin auf der Basis naturgegebener Stoffe und möglichst ohne operative Eingriffe praktiziert. Einen Schwerpunkt bildet neben der Verwendung von Heilpflanzen die Akupunktur, die zur Diagnose, zur Schmerzausschaltung und zur Heilung angewendet wird. Viele Chinesen, die in Deutschland leben, haben eine umfangreiche Hausapotheke aus der Heimat mitgebracht. Sie begeben sich oft nur bei großen Beschwerden oder bei Unfällen in ärztliche Behandlung. Psychische Probleme, die vielleicht mit Heimweh oder sozialem Abstieg zu tun haben, werden bei manchen als körperliche erlebt und als solche geschildert.

Schmerzen gehören zu den starken Gefühlen und werden deshalb eher unterdrückt. Das könnte bedeuten, dass man dem Patienten ein Schmerzmittel mehrmals anbieten und die Wirkweise erklären sollte. Ebenso ist die Notwendigkeit einer Blutabnahme zu erläutern, da sie bei manchen Patienten mit der Angst verbunden sein könnte, dass sich das Blut nicht wieder neu bildet.

Wenn er sich gar nicht krank fühlt, wird der Patient ein Medikament vielleicht ablehnen, weil er es nicht für notwendig hält.

Arzneimittel der traditionellen chinesischen Medizin dürfen nicht zusammen mit starkem Tee eingenommen werden.

Transfusionen sind erlaubt.

Organspenden und Transplantationen

Organspenden und Transplantationen sind erlaubt und werden offiziell gefördert. Trotzdem herrschen ihnen gegenüber vor allem bei gläubigen Menschen Vorbehalte, weil der tote Körper nach ihrer Vorstellung unvollständig in das Jenseits gehen müsste.

Geburt

Es ist bekannt, dass Ehepaare in China vor allem in den großen Städten nur ein Kind haben dürfen. Schwangere werden besonders umsorgt, sie gelten als anfällig für Krankheiten, sollen sich in den Wochen vor und nach der Geburt möglichst wenig bewegen und die als schädlich geltende Frischluft meiden. Viele Schwangere und Frauen während der Menstruation hüten sich vor kaltem Wasser und essen möglichst kein Obst. Akupunktur wird zur Weheneinleitung und zur Anästhesie angewendet.

In weiten Teilen Chinas gilt ein Kind zur Zeit der Geburt als ein Jahr alt, weil die vorangegangenen neun Monate mit zählen.

Empfängnisverhütung

Die Antibabypille ist zwar verbreitet, aber auch tabuisiert. Es bestehen oft Vorurteile gegenüber möglichen Nebenwirkungen, so dass eher ein Schwangerschaftsabbruch in Kauf genommen wird.

Schwangerschaftsabbruch

Der Schwangerschaftsabbruch ist bei Daoisten eigentlich verboten, weil er einer Kindestötung gleichkommt. Trotzdem findet er in China aufgrund des öffentlichen Drucks in großem Umfang statt. Es gibt Ultraschallgeräte, mit denen eine preiswerte Geschlechtsbestimmung und oft auch im Zusammenhang damit eine Abtreibung weiblicher Embryonen angeboten wird.

Tod

Nach traditioneller chinesischer Anschauung hat jeder Mensch mehrere Körperseelen und Geistseelen. Nach dem Tod trennen sich die beiden Gruppen und kehren in ihre jeweilige Heimat, in die Erde oder in den Himmel zurück. Bei der Wiedergeburt vereinen sich die Seelen wieder. Dies kann im Himmel geschehen, dann bedeutet es Erlösung, oder auf der Erde, dann wird durch gute Taten eine Wiedergeburt im Himmel angestrebt.

Im Volksglauben der Chinesen hat der Tod einen schwierigen Platz. Oft werden daoistische Priester geholt, um den Familien der Verstorbenen beizustehen. Besonders Unfalltod und Suizid können schädigende Einflüsse auf die Lebenden ausüben und deren Familien stigmatisieren. Sie werden deshalb häufig tabuisiert. Die Angehörigen bedürfen der Hilfe von speziell mit diesen Problemfällen vertrauten Geistlichen.

Sterbende Patienten werden nach Möglichkeit von Familienmitgliedern betreut.

Nach dem Tod

In den Städten Chinas gilt nach einem Erlass der Staatsführung die Feuerbestattung, auf dem Lande herrscht die altgewohnte Erdbestattung vor.

Die traditionelle Trauerfarbe ist Weiß, heute wird jedoch häufiger schwarze Kleidung bzw. eine schwarze Armbinde getragen.

Bewirke Harmonie der Mitte, und Himmel und Erde kommen an ihren rechten Platz, und alle Dinge gedeihen.
(Konfuzianische Weisheit)

Dass die Vögel der Sorge und des Kummers über deinem Haupt fliegen, kannst du nicht hindern. Doch kannst du verhindern, dass sie Nester in deinen Haaren bauen.
(Chinesisches Sprichwort)

Muslime

Islamisch geprägte Staaten bilden geografisch ein breites Band über die gesamte Nordküste und die Mitte Afrikas, über Vorder- und Zentralasien bis Indonesien in Südostasien.

Der Islam, die weltweit zweitgrößte Religion, entstand im 7. Jahrhundert auf der arabischen Halbinsel, die zu jener Zeit von polytheistischen Religionen geprägt war.

Die Muslime verstehen den um 570 in Mekka geborenen Muhammad als Fortsetzer und Erinnerer in einer Reihe von Propheten. Als erster Prophet gilt Adam. Besondere Erwähnung im Koran finden unter anderem Propheten wie Abraham, Josef, Moses und Jesus. Judentum und Christentum gelten daher – so das Verständnis im Islam – als legitime Vorläufer und Varianten des Islam vor Muhammad. Muhammad selbst gilt als letzter Abgesandter Gottes bis zum Jüngsten Tag.

Die Muslime sehen das Wort Gottes in vier heiligen Büchern offenbart. Sie meinen jedoch, dass die ersten drei Bücher (die Tora und die Psalmen der hebräischen Bibel sowie das Evangelium im Neuen Testament der Bibel) nicht mehr im Original erhalten sind. Der **Koran**, der Muhammad in unregelmäßigen Abständen zwischen 610 und 632 unserer Zeitrechnung durch den Engel Gabriel offenbart wurde, stelle daher die einzige unverfälschte Überlieferung der Worte Gottes dar. Um Verfälschungen der göttlichen Überlieferung zu verhindern, solle der Koran in seiner Originalfassung rezitiert werden. Die Rezitation des Koran und rituelle Gebete werden daher in Arabisch, Bittgebete und Predigten in der jeweiligen Muttersprache gesprochen.

Wichtigste Quelle nach dem Koran ist die Tradition (**Sunna**) des Propheten Muhammad. Sie fasst die authentischen Worte und vorbildlichen Handlungen des Propheten zusammen und gibt eine Orientierung, wie das Gotteswort verstanden und im Alltag umgesetzt werden kann.

Der Islam kennt zahlreiche Differenzierungen. Eine erste Spaltung der Muslime entstand durch Streitigkeiten über die Frage, wer nach dem Tode des Propheten die Führung übernehmen sollte. Während der Auseinandersetzungen um die Nachfolge Muhammads einigte sich eine breite Anhängerschaft auf einen Kalifen als religiösen und politischen Führer. Neben der Mehrheit der Muslime, die sich für eine demokratische Wahl durch die Stammesvertreter aussprach, bildete sich eine Partei (Shia) heraus, die für das Erbrecht war und Ali, den Schwiegersohn und Vetter Muhammads, als dessen Nachfolger einsetzte.

Ali, der als vierter Kalif gewählt worden war, galt den **Schiiten** als der erste Imam (Führer, Vorbeter). Nach seinem gewaltsamen Tod war die Spaltung besiegelt.

Im weiteren Verlauf der Geschichte blieben Schiiten (ca. 15 % der Muslime) in der Minderheit und wurden stark unterdrückt. Sie stellen heute lediglich im Irak und Iran die Bevölkerungsmehrheit.

Schiiten unterscheiden sich von den **Sunniten** in einigen theologischen Punkten. Sie messen dem Klerus eine wesentlich höhere Bedeutung zu als der sunnitische Islam.

Rechtsgelehrte (Mullahs) sind hierarchisch organisiert und unterstehen Ayatollahs, die die Autorität zur freien Rechtsfindung besitzen. Der schiitische Klerus war daher im Verlauf seiner Geschichte immer in Opposition zur weltlichen Macht und verstand sich als Kontrollorgan. Schiiten nehmen eine unterschiedliche Bewertung der Nachfolge Alis vor. Während die Mehrheit der Schiiten 12 Imame kennt (Zwölferschiiten), erkennen andere Gruppen lediglich sieben (Ismailiten und Drusen) bzw. fünf Imame an.

Eine besondere Ausformung islamischer Religiosität ist die islamische Mystik, der **Sufismus**. Neben der Beachtung der Grundregeln des Islam und der eher verstandesgeprägten Theologie geht es der islamischen Mystik um die „Erfahrung“ Gottes, bedingungslose Liebe und die Vereinigung mit Ihm in zusätzlichen Ritualen.

Aus dem Islam sind weitere Religionsgemeinschaften hervorgegangen wie beispielsweise auch die Lahore Ahmadiyya Bewegung.

Da es im sunnitischen Islam keine Hierarchie und keine festen Organisationsstrukturen gibt, ist das Leben zum Wohlgefallen Allahs in die Verantwortung jedes Einzelnen gestellt. Die genauen Vorschriften aus der **Scharia**, der islamischen Rechtsprechung, sollen ihm eine Hilfe sein. Zu den Grundprinzipien gehören hier insbesondere der Grundsatz der „Erlaubtheit“ aller Dinge, die nicht verboten sind, oder das Recht auf Ausnahmen von Vorschriften bei gegebenen Notwendigkeiten.

Außer der theologischen Differenzierung hat sich der Islam auch regionalen Einflüssen geöffnet und ist in unterschiedlichen Kulturen entsprechend unterschiedlich ausgeprägt. So sind beispielsweise Kleidungsvorschriften, der Ablauf religiöser Feste oder die Stellung der Frau auch sehr stark von dem jeweiligen kulturellen Hintergrund geprägt.

Weltweit bekennen sich etwa 1,2 Milliarden Menschen zum Islam. In der Bundesrepublik Deutschland leben ungefähr 3 300 000 Muslime.

Grundzüge des Islam

Wörtlich übersetzt bedeutet Islam „Ergebung in den Willen Allahs“, er bezeichnet aber auch den damit verbundenen Zustand des Friedens (Salam) mit Gott und seiner Schöpfung.

Die **Fünf Säulen des Islam** sind für jeden Muslim verbindlich:

1. Das Bekenntnis des Glaubens mit den Worten: „Ich bezeuge, dass es nichts göttliches außer Gott gibt und dass Muhammad einer seiner Propheten ist.“
2. Fünf tägliche rituelle Gebete.
3. Fasten während des Monats Ramadan. Das bedeutet von der Morgendämmerung bis Sonnenuntergang Enthaltsamkeit von Essen und Trinken, Rauchen und Geschlechtsverkehr sowie besonderes Bemühen um Enthaltsamkeit der Sinne, d. h. nichts Schlechtes tun, sehen, hören, sprechen oder denken.
4. Abgaben, die sich in einen festen Betrag vom Einkommen für gemeinnützige Zwecke und einen freiwilligen Betrag für Bedürftige gliedern.

5. Die Pilgerreise nach Mekka, die einmal im Leben durchgeführt werden sollte, sofern es die gesundheitlichen und finanziellen Möglichkeiten zulassen.

Zu den Glaubenssätzen der Muslime gehören der Glaube an die Engel, an die Propheten Gottes und an die vier heiligen Schriften. Die Muslime glauben an ein von Gott gegebenes Schicksal, an das Leben nach dem Tod und an ein Jüngstes Gericht. Der bedeutendste unter den Engeln ist Gabriel, der als Bote Allahs dem Propheten den Koran offenbarte. Wichtig sind den Gläubigen auch die Schutzengel, der Todesengel und zwei Engel, die für jeden Menschen dessen gute und böse Taten aufschreiben. Viele Muslime glauben an die Existenz des Satans, der als „gefallener Engel" Menschen zum Bösen verführen soll, allerdings als Geschöpf Allahs kein ebenbürtiger Gegner ist. Außer „Engeln" werden im Koran auch „Dschinn" oder Geister erwähnt, die für Menschen unsichtbar sind, aber ihr Leben im Positiven und Negativen beeinflussen können.

Bitte, übertragen sie die folgenden Angaben nicht einfach auf Ihre Patienten. Sie sollen Ihnen nur als Grundlage für eigenes Fragen und Erkunden dienen. Für das Kapitel „Muslime" gilt dies in besonderem Maße, da sechs Rechtsschulen zum Teil unterschiedliche Anweisungen geben. Das Folgende kann daher nur eine Richtschnur sein.

Religiöse Bräuche

Praktizierende Muslime beten fünfmal am Tag: vor der Morgendämmerung, am Mittag, kurz nachdem die Sonne ihren höchsten Stand überschritten hat, am Nachmittag, kurz nach Sonnenuntergang und am späten Abend. Die täglichen Gebetszeiten sind in islamischen Kalendern verzeichnet. Weitere nur für Männer verbindliche aber auch für Frauen empfohlene Gebete werden am Freitag, dem islamischen Ruhetag, und an den beiden großen Festtagen (Opferfest und Ramadanfest) in der Moschee abgehalten.

Die Gebete sind im Wortlaut und in der Abfolge der Gebetshaltungen festgelegt. Sie beginnen nach einer rituellen Waschung unter fließendem Wasser, die Hände, Gesicht und Füße einbeziehen soll. Die Schuhe sollen nach Möglichkeit immer ausgezogen werden. Die täglichen Gebete können an jedem Ort auf einem Gebetsteppich oder auf einem anderen reinen Untergrund abgehalten werden. Die Gläubigen wenden sich nach Südosten in die Richtung von Mekka, dem Standort des Zentralheiligtums, der Kaaba.

Die Pflichtgebete gelten allgemein auch für Kranke, wenn sie bei klarem Bewusstsein sind. Die rituelle Waschung kann im Notfall symbolisch, z. B. durch Reiben eines sauberen Steines durchgeführt, und die vorgeschriebenen Bewegungen können angedeutet werden. Vom Pflegepersonal ist Rücksichtnahme erwünscht. Lebenserhaltende Maßnahmen haben Vorrang vor dem Gebet.

Der Krankenbesuch gilt als gutes, mildtätiges Werk, er sollte aber nicht zur Belastung für die Beteiligten werden.

Der islamische **Festkalender** richtet sich ausschließlich nach den Mondphasen, so wie der Prophet es selbst nach dem Willen Allahs geboten hatte. Da das Mondjahr mit seinen 12 x 29,5 = 354 Tagen um 11 Tage kürzer ist als das Sonnenjahr, liegen die Daten der Feste jedes Jahr um 11 Tage früher als im Vorjahr.

Das größte Fest im Islam ist das viertägige Opferfest. Es erinnert daran, dass Allah den Sohn Abrahams (islamisch = Ibrahim) vor dem Opfertod rettete. Das zweite große Fest ist das fröhliche Fest des Fastenbrechens, türkisch auch Zuckerfest genannt, das den Fastenmonat Ramadan beendet. Von manchen Muslimen wird der Geburtstag des Propheten Muhammad und der Neujahrstag am ersten Muharram, dem ersten Monat im islamischen Kalender, gefeiert.

Für die Schiiten ist Ashura ein großes ernstes Fest. An diesem Tag gedenken sie des Martyriums des dritten Imam Husain mit Trauerumzügen. Die Sunniten feiern Ashura als Gedächtnistag für Noah und sein Volk.

Familienstrukturen

Die Gebote der islamischen Ethik haben zum Ziel, die Institution der Ehe und Familie als wichtigste Keimzelle einer gesunden Gesellschaft zu schützen.

Männern und Frauen wurden von Allah verschiedene Rechte und Pflichten zugewiesen, die ihrer jeweiligen Natur gerecht werden sollen. Der Mann ist traditionell das Familienoberhaupt und für die Versorgung und den Schutz aller verantwortlich. Die Frau berät und unterstützt ihn, damit sie gemeinsame Entscheidungen treffen können. Die wichtigste Aufgabe der Frau liegt darin, eine treue Ehefrau zu sein und bei der Kindererziehung mitzuwirken. Sie organisiert meistens den häuslichen Bereich, kann aber selbstverständlich berufstätig sein, wie auch der Mann im Haushalt mithelfen sollte.

Bei der Eheschließung hat die Frau nach dem Koran das Recht, selbst zu entscheiden, wann und wen sie heiratet. Der Vater oder ein Rechtsbeistand kann bei Jungfrauen sein Veto gegen die Eheschließung mit einem bestimmten Mann einlegen. Meistens wird die ganze Familie einbezogen. Muslimische Frauen dürfen keine Männer aus einer anderen Religion heiraten. In der Diaspora wird dieses Verbot aber nicht grundsätzlich aufrechterhalten. Eine Ehescheidung sollte letzter Ausweg sein, sie ist für Männer leichter als für Frauen.

Bei den Schiiten besteht die Möglichkeit einer „Ehe auf Zeit“, bei der die Frau für ihre Dienste entlohnt wird. Sie war ursprünglich für Reisende wie Pilger oder Soldaten gedacht.

Sexualität gilt als positiver Bestandteil des Lebens. Ihre Ausübung ist ausschließlich im Rahmen der Ehe erlaubt und setzt die Verantwortlichkeit beider Partner voraus. Zwischen sexuellen und religiösen Handlungen müssen rituelle Waschungen vollzogen werden.

Die willkürliche Unterdrückung der Sexualität wie im Zölibat und in der vollkommenen Askese ist nicht erlaubt. Sexualität zwischen gleichgeschlechtlichen Partnern ist verboten, oder sie wird als Neigung angesehen und als solche erzieherisch zu beeinflussen versucht.

Nach den islamischen Rechtsschulen ist die Geschlechtertrennung ein tragendes Element einer islamischen Gesellschaft. Sie wird – insbesondere in islamischen Staaten – z. T. mit Hilfe von Strafgesetzen durchgesetzt. Geschlechtertrennung heißt dort: getrennte öffentliche Einrichtungen (z. B. im Bereich Verkehr, Bildung und Gesundheit) sowie die Pflicht zur Verschleierung von Mädchen und Frauen.

Im größten Teil der islamischen Welt wird diese Art der erzwungenen Geschlechtertrennung nicht praktiziert. Darüber hinaus sehen selbst die orthodoxen islamischen Rechtsschulen Ausnahmen für das Leben in der Diaspora vor. Da der Islam in vielen Erdteilen verbreitet und in Gesellschaften beheimatet ist, die unterschiedliche historische und politische Entwicklungen durchlaufen haben, wird er in der Praxis auch sehr unterschiedlich ausgelegt und gelebt. In den Großstädten der Türkei findet die Geschlechtertrennung kaum noch statt und in ländlichen Regionen nur noch in geringen Maßen. Anders ist es in Ländern wie Saudi-Arabien, Iran oder Afghanistan. Wo die Bereiche nicht getrennt werden können, wie überwiegend in Deutschland oder in der Türkei, gelten die besonderen Gebote für Anstand und Bekleidung. Muslimische Frauen und Männer dürfen keinen Körperkontakt mit dem anderen Geschlecht haben. Beim Begrüßen geben streng praktizierende Muslime und besonders Musliminnen dem jeweils anderen Geschlecht nicht die Hand.

Für Frauen und Mädchen, die sich ab der Pubertät verschleiern, gelten entsprechend lokaler Tradition und islamischer Rechtsschule unterschiedliche Regeln – von locker gebundenem Kopftuch bis zur vollständigen Bedeckung des Gesichts, der Hände und Füße. Das Kopftuchtragen sehen viele erwachsene Musliminnen als religiöse Pflicht an. Es ist meistens ein fester Bestandteil ihrer Persönlichkeit. Innerhalb der Familie, einem Teil der Verwandtschaft und unter ihresgleichen bewegen sie sich häufig ohne Kopftuch.

Auch für Männer gibt es **Kleidergebote** in der Öffentlichkeit, zum Beispiel die Bedeckung zwischen Bauchnabel und Knie.

Die vollständige Entkleidung zu Untersuchungszwecken kann für manche praktizierende Muslime problematisch sein. In diesen Fällen sind getrennte Untersuchungssituationen und gleichgeschlechtliches medizinisches Personal hilfreich.

Beratungsstellen weisen daraufhin, dass sich auch hier in Deutschland noch zahlreiche Mädchen und Frauen in zugewanderten Familien nach dem traditionellen „Ehr"-Begriff richten müssen. Auch wenn die Normen dieser „Ehre" religiös begründet werden, handelt es sich hierbei um tradierte ländlich-patriarchale Vorstellungen von einem „sittlichen" Lebenswandel, der bei vielen Migranten konserviert oder reaktiviert wird. Der „Schutz der Ehre" bedeutet in der Praxis, dass Frauen und Mädchen eine umfassende Einschränkung ihrer Freiheitsrechte hinnehmen müssen, während Männer und männliche Jugendliche in der Rolle als Bewahrer der Tradition oft nicht vor einer gewaltsamen Durchsetzung zurückschrecken. In Familien, in denen solche tradierten Vorstellungen noch wirksam sind, werden Ehen oft arrangiert, was für die betroffenen Frauen (und Männer) häufig in eine Zwangsverheiratung mündet.

Die Unterdrückung der Frauen ist in keiner Weise durch die Religion gerechtfertigt. Die betroffenen Frauen und Mädchen brauchen sensiblen und tatkräftigen Schutz gegenüber Familienangehörigen und Behörden. Wenn sie sich an Ärzte, Pflegekräfte oder Betreuungspersonal wenden, tragen diese eine große Verantwortung. Sie sollten den Hilfesuchenden Kontakt zu geprüften Beratungsstellen ermöglichen.

Ernährung

Alle Ernährungsgebote der Scharia haben das Ziel, die Gesundheit des Menschen zu schützen. Die Mehrheit der Muslime legt Wert auf die Einhaltung dieser Gebote. Ohne Einschränkung erlaubt sind folgende Nahrungsmittel: alle Arten von Fisch, Eier, Milch und Milchprodukte sowie Obst und Gemüse. Mit Einschränkung sind erlaubt: Fleisch von Haustieren außer Schweinen und von Wildtieren außer Raubtieren.

Verboten ist vor allem Schweinefleisch inklusive aller Wurstsorten aus Schwein, Schinken, Schmalz und Speck, aber auch aus Schwein hergestellte Produkte wie Gelatine. Weiterhin alle Produkte die Blut enthalten und Fleisch von Tieren die nicht rituell geschlachtet wurden. Alkohol in jeder Form und alle Drogen sind verboten.

Nach dem Grundsatz „die Notwendigkeit erlaubt Ausnahmen“ akzeptieren die meisten muslimischen Patienten eine Kost, die Alkohol und aus Schwein hergestellte Produkte vermeidet. Orthodoxen Muslimen sollte eine lacto-vegetarische Kost angeboten werden. Gläubige Muslime wünschen sich, Vertrauen gegenüber der vereinbarten Krankenhaus-Ernährung haben zu können, und sind dankbar für ein klärendes Gespräch.

Aus Unkenntnis der islamischen Gebote werden Diäten manchmal nicht eingehalten, weil der Zusammenhang zwischen falscher Ernährung und Sekundärerkrankungen nicht gesehen wird. Manche Patienten leben in der Vorstellung, dass schmackhafte, z. B. fette und süße, Speisen dem Körper, gerade wenn er krank ist, gut tun. Es kann hilfreich sein, mit dem Patienten und seinen Angehörigen über die Durchführbarkeit einer Diät zu sprechen.

Das rituelle Fasten im **Ramadan** gehört zu den fünf Säulen des Islam. Die Einhaltung des Gebots sollte den Patienten, deren Krankheitsbild dies erlaubt, ermöglicht und erleichtert werden. Dazu kann die flexible Ausgabe von Essen und Medikamenten mit Nährwert gehören, d. h., sie könnten auch zu einem anderen Zeitpunkt, z. B. in der Nacht, gereicht werden. Von Alten, Kranken, Schwangeren, stillenden Müttern und Frauen während der Menstruation kann das Fasten nachgeholt werden. Allgemein gilt die Regel: Alle lebenswichtigen und gesunderhaltenden, nicht verschiebbaren medizinischen Maßnahmen gehen dem Fasten vor.

Hygiene

Die Hygienevorschriften sind besonders mit Blick auf die rituelle Reinheit vor jedem Gebet wichtig. Außer dem Körper muss auch die Kleidung und der Gebetsplatz frei von verunreinigenden Substanzen sein. Das sind: zum Trinken bestimmte alkoholische Flüssigkeiten, größere Mengen Blut, Urin und Stuhl sowie Erbrochenes. Auch der Kontakt mit Hunden macht die berührte Stelle unrein. In einem religiös als unrein verstandenen Zustand befinden sich Personen während der Menstruation und des Wochenflusses, nach dem Samenerguss und dem Geschlechtsakt.

Die Herstellung der rituellen Reinheit erlangt der Gläubige durch die rituelle Waschung: Es gibt die rituelle Ganzwaschung, die Gebetswaschung, die Benetzung und die Anwendung von „reiner Erde", z. B. in der Wüste. Wann diese Reinigungsarten und -riten durchgeführt werden sollen und auf welche Weise, sollte mit den Patienten oder ihren Angehörigen besprochen werden.

Wenn Wasser vorhanden ist, möchten sich Muslime lieber unter fließendem Wasser waschen, so dass die Dusche dem Wannenbad vorzuziehen ist. Oft wird die linke Hand für „unsaubere" Angelegenheiten – wie das Waschen nach dem Toilettengang – die rechte für „saubere" – wie das Essen – gebraucht. Es wird empfohlen, dass sich Muslime Achselhöhlen und Schamhaare rasieren.

Zum Toilettengang gehört, je nach Durchführbarkeit, ein dreifacher Reinigungsvorgang: mit Papier, mit fließendem Wasser und mit Papier oder Handtuch zum Abtrocknen. Wenn kein Bidet vorhanden ist, sollten ein Krug oder ein Becher auf dem Waschbecken bereit stehen. Bettlägerigen Patienten müsste nach dem Gebrauch der Bettpfanne neben Papier auch Wasser angeboten werden.

Medizinische Besonderheiten

Für Muslime verbotene Stoffe sind: Medikamente, die mit Alkohol, tierischem Fett oder anderen tierischen Produkten wie Gelatine z. B. für Kapseln hergestellt wurden. Extern können diese Pharmaka angewendet werden. Wenn es keine Alternativprodukte gibt, dürfen in lebens- und in gesundheitsgefährdenden Situationen ansonsten verbotene Stoffe auch innerlich zur Anwendung kommen. Es empfiehlt sich in jedem Fall ein klärendes Gespräch.

Im Ramadan ist die Einnahme aller Medikamente, die mit Flüssigkeit oder etwas Nahrung genommen werden müssen, schwierig, da nicht nur das Essen, sondern auch das Trinken von der Morgendämmerung bis Sonnenuntergang verboten ist. Auch hier gibt es für bestimmte Personengruppen Ausnahmen (siehe Absatz „Ernährung"). Dies betrifft vor allem Schwerkranke. Diese müssen nicht fasten und können nach der Gesundung die versäumten Fastentage nachholen.

Wenn chirurgische Eingriffe bei Frauen die Rasur des Kopfhaares voraussetzen, ist besondere Sensibilität notwendig.

In der muslimischen Volksfrömmigkeit mit ihrem Glauben an den „bösen Blick“ und andere negative, „krankmachende Kräfte“ spielen auch spirituelle Heiler ein Rolle, die beispielsweise auf Türkisch „Djinnci“ (=Geistheiler) oder „Muskaci“ (=Amulettmacher) heißen. Ein klärendes Gespräch mit dem Patienten und gegebenenfalls mit einem männlichen oder weiblichen Geistlichen, so genannte Hodschas, kann hilfreich sein.

Transfusionen

Transfusionen sind erlaubt. Blutentnahmen können wie bei anderen Menschen auch Ängste auslösen.

Organspenden und Transplantationen

Organspenden und Transplantationen werden in den Rechtsschulen unterschiedlich bewertet. Meistens stimmen die islamischen Gelehrten der Transplantation von Organen zu. Bei diesem Thema behandeln islamische Gelehrte in ihren Rechtsgutachten die gottgefällige Handlung, ein Menschenleben zu retten und Heilung für Krankheiten zu suchen, mit oberster Priorität.

Die Muslime haben dies schon in ihrer frühen Geschichte praktiziert. Jedoch muss hierbei der Nutzen für den Empfänger den Schaden für den Spender überwiegen. Lebendspenden sind möglich. Organe von geistig behinderten Menschen oder von Kindern können nicht gespendet werden, da diese keine rechtlich gültige Willenserklärung zur Organspende abgeben können. Die Zustimmung eines rechtlichen Vormunds ist in diesem Fall ebenfalls ungültig.

Der Zentralrat der Muslime in Deutschland hat in seiner Stellungnahme zur Organtransplantation das Transplantationsgesetz von 1997 als vereinbar mit islamischen Prinzipien eingestuft.

Geburt

Die Geburt eines Menschen ist die zweite Schöpfung Allahs nach der ersten von Adam und Eva. Aus der Vereinigung der Keimzellen von Frau und Mann entwickelt sich lebende Materie, die am Ende des dritten Schwangerschaftsmonats durch das Einhauchen der Seele zu einem neuen menschlichen Leben wird.

Gleich nach der Geburt wird die Mutter, der Vater oder ein anderer männlicher Verwandter einen Gebetsruf erst in das rechte und dann in das linke Ohr des Neugeborenen flüstern. Dies soll das erste sein, was das Baby hört. Am sechsten oder am siebenten Tag nach der Geburt rasieren manche Eltern das Kopfhaar des Kindes. Es wird empfohlen, die Haare abzuwiegen und einen entsprechenden Geldbetrag den Armen zu geben. Viele muslimische Jungen werden innerhalb der ersten vier Wochen beschnitten, traditionell geschieht dies schon in den ersten Tagen nach der Geburt (in der Türkei ist eine so frühe Beschneidung nicht üblich). In den Aussagen des Propheten wird die Beschneidung empfohlen. Die Beschneidung von Mädchen wird als unislamisch abgelehnt. (Mehr über die Beschneidung von Mädchen – FGM – im Kapitel „Anhänger von Naturreligionen aus Afrika“ unter „Religiöse und ethnische Bräuche.“)

Wöchnerinnen gelten in den ersten 40 Tagen nach der Entbindung als gesundheitlich gefährdet und werden besonders beschützt und verwöhnt. In dieser Zeit brauchen sie das rituelle Gebet nicht zu verrichten und sind vom Fasten befreit. Nach Beendigung des Ausflusses, spätestens aber am 40. Tag, findet die Ganzwaschung statt, damit ist die „unreine“ Zeit beendet.

Empfängnisverhütung ist erlaubt.

Schwangerschaftsabbruch

Der Schwangerschaftsabbruch ist erlaubt bzw. sogar Pflicht bei Vorliegen einer lebensbedrohlichen medizinischen Indikation für die Mutter. Das bereits existierende Leben der Mutter geht dem Leben des Fötus oder des Embryo vor. Da die Seele des entstehenden Kindes am 90. Tag (nach anderen Überlieferungen am 120. Tag) „eingehaucht“ wird, gilt der Embryo nach einigen Gelehrten vor diesem Zeitpunkt noch nicht als Kind und fällt daher nicht unter das koranische Verbot „Und tötet Eure Kinder nicht aus Furcht, sie nicht ernähren zu können“. Vor dem Ablauf des dritten Schwangerschaftsmonats ist daher der Abbruch je nach Rechtsschule möglich, wenn auch nicht gerne gesehen.

Der zitierte Koranvers gibt jedoch einen Hinweis, dass eine Abtreibung aus „sozialer Indikation“ vermieden werden sollte.

Gründe, die akzeptiert werden, sind gravierende medizinische Indikationen für Mutter oder Kind und ethische Indikationen, zum Beispiel bei Depression nach Vergewaltigung.

Samenspenden und In-vitro-Fertilisation, mit denen nur die eigene Frau befruchtet werden darf, sind erlaubt und bei Sterilität erwünscht.

Tod

Muslime glauben an ein Weiterleben nach dem Tod. Das Leben auf Erden ist als Prüfungszeit beendet, es folgt eine Übergangsfrist, in der die dem Körper enthobene Seele auf das Jüngste Gericht wartet. Nach einem Leben in der Hingabe an Allah wird dem Gläubigen das Zusammensein mit ihm im Paradies verheißen.

Die meisten Muslime glauben daran, dass Allah den verwesten Körper am Tag des Jüngsten Gerichts auferstehen und die Seele in ihn zurückkehren lässt.

Viele Muslime sind überzeugt, dass der Tod von Allah vorherbestimmt wurde, dass er sein Wille ist und als solcher akzeptiert werden sollte. Familienangehörige und Freunde werden die Sterbephase intensiv begleiten, um dem Patienten beizustehen.

Man sollte die Sterbenden, wenn es möglich ist, auf die rechte Seite, das Gesicht in Richtung Mekka, legen oder auf den Rücken, das Gesicht leicht angehoben, damit es nach Mekka sehen kann. Manche Patienten werden um die Anwesenheit eines Imam oder eines Hodscha bitten. Meistens kümmern sich die Angehörigen darum. Wenn ein sterbender Muslim keine Angehörigen in Deutschland hat, kann in einer Moschee angerufen werden.

In vielen Städten gibt es islamische Bestattungsinstitute, deren Adresse man über die örtlichen Moscheen bekommen kann.

Nach dem Tod

Manche Muslime möchten nicht, dass der tote Körper von einem Nichtmuslim außer dem Pflegepersonal berührt wird. Das Licht sollte so lange anbleiben, bis der Tote fortgetragen wird. Die traditionelle Ganzwaschung findet in einem gesonderten Raum von geschulten Muslimen und Musliminnen statt. Die Beerdigung sollte so bald wie möglich durchgeführt werden. Einäscherungen werden abgelehnt.

Die Trauerzeit dauert drei Tage, sie wird aber meistens länger, bis zu 40 Tagen, wahrgenommen. Es gibt keine bestimmte Trauerfarbe.

Obduktion

Die Obduktion ist aus medizinischen und juristischen Gründen unter den Islamgelehrten umstritten. Die Waschung einer obduzierten Leiche stellt ein besonderes Problem dar.

Das Gebet ist besser als der Schlaf.
(Teil des morgendlichen Gebetsrufs der Muezzin)

Manchmal lehrt Er dich in der Nacht bedrückender Beklemmung, was du nicht gelernt hättest im Glanze des Tages beglückender Ausdehnung.
(Ibn 'Ata Allah, ägyptischer Mystiker, um 1300)

Anhänger von Naturreligionen aus Afrika

Grundzüge der Naturreligionen

Seit Urzeiten haben die in Afrika in Stämmen zusammenlebenden Menschen ihren eigenen Glauben und Kult entwickelt und bewahrt. Für sie ist die Verbundenheit mit der Landschaft, in der sie wohnen, und dem Stamm, zu dem sie gehören, wesentlich. Im Mittelpunkt ihres Glaubens steht die erlebte **Einheit von Natur und Mensch**. In den sichtbaren und unsichtbaren Erscheinungsformen der Natur wird das Göttliche, das Heilige, verehrt. Diese „Naturgewalten" sowie Geistwesen und die **Ahnen** nehmen Einfluss auf die Umwelt und das Leben der Menschen. Viele Anhänger der Naturreligionen glauben auch, wie die Juden, Christen und Muslime, an einen allmächtigen Schöpfergott.

Die wichtigsten Kultformen sind Gebete, Darbringung von Opfern, rhythmusbetonte Musik und sakrale Tänze.

Viele Länder besonders in Afrika sind heute mitgeprägt vom Christentum und vom Islam, die beide durch Missionierung verbreitet wurden. In und neben diesen monotheistischen Religionen lebt das spezifisch afrikanische religiöse Fühlen und Denken weiter. Es hat das Christentum und den Islam verändert und neue, eigene Ausformungen des religiösen Kultes entstehen lassen. Ihre Vielfalt ist so groß und so unterschiedlich wie die kulturellen Traditionen der afrikanischen Völker.

Bei interreligiösen Kontakten herrscht Toleranz, in politischen Konflikten aber werden die unterschiedlichen Religionen durch die jeweiligen Machthaber oft instrumentalisiert.

Afrikanische Muslime anerkennen die „Fünf Säulen des Islam" (siehe Kapitel „Muslime"), sind aber etwas offener, was Ernährung und Kleidung betrifft. Unter den Christen sind große Erweckungsgemeinden von jeweils mehreren Millionen Mitgliedern entstanden, die von einzelnen afrikanischen Geistlichen gegründet wurden. Oft in einer der Missionsschulen aufgewachsen, haben diese – wie zum Beispiel der Kongolese Simon Kimbangu im 19. Jahrhundert – persönlich den Ruf Christi vernommen, zu predigen und zu heilen. Für beide Religionen könnte in manchen Situationen gelten, was ein Mediziner aus Guinea nach seiner Erfahrung so ausdrückte: „Gleich welcher Religion ein Afrikaner ist, ob Muslim oder Christ, wenn er krank ist, wird er Animist", das heißt, dass der Glaube an die Wirkung von Geistwesen und an den Einfluss der Ahnen in den Vordergrund tritt.

Heute leben viele Afrikaner in kleinen und großen Städten in den von den Kolonisatoren oft willkürlich festgelegten Grenzen ihrer Länder. Ohne den direkten Bezug zur Natur sind ihre Glaubensvorstellungen vielfach in den Hintergrund getreten, und ihre alten religiösen Riten können sie nicht mehr praktizieren. So möchte man – mit aller Vorsicht – feststellen, dass sich der Glaube an Naturgewalten und an Geistwesen eher bei der Dorfbevölkerung erhalten hat, während in den Städten der Islam und das Christentum vorherrschen. Aber auch in den urbanen Wohnquartieren werden auf den Märkten nicht nur die traditionellen Heilpflanzen, sondern ebenso spezifische Kultzutaten verkauft, die auf traditionelle Zeremonien hinweisen.

Auch wenn in den Ländern Afrikas bestimmte Religionen vorherrschen oder sogar zur Staatsreligion erklärt wurden, ist es sehr wichtig, die Vielfalt und Mischformen religiöser Prägungen zu sehen. Weiterhin gilt, dass es natürlich auch säkular eingestellte Afrikaner gibt und dass der Unterschied in den Denkweisen der Generationen von großer Bedeutung ist.

Auf der Welt gehören mehr als 90 Millionen Menschen in etwa 100 Ländern den Naturreligionen an. Die meisten von ihnen leben in Mittel- und Südafrika, Schwerpunkte sind aber auch Südamerika, China, Nordostrussland, Nordkanada und Australien. In Afrika kann man annäherungsweise von etwa 12 % Anhängern der Naturreligionen sprechen, ungefähr 45 % bekennen sich zum Christentum und 41 % zum Islam.

Bitte, übertragen sie die folgenden Angaben nicht einfach auf Ihre Patienten. Sie sollen Ihnen nur als Grundlage für eigenes Fragen und Erkunden dienen.

Religiöse und ethnische Bräuche

In ihren Festen feiern die Anhänger der Naturreligionen vor allem die wiederkehrenden Ereignisse in der Natur, den Beginn der Pflanzzeit im Frühjahr und die Ernte der Feldfrüchte im Herbst. Könige oder Häuptlinge und Priester – oft in einer Person – führen die religiösen Zeremonien durch.

Bei diesen Festen und allen wichtigen Vorhaben und Ereignissen im Leben – wie bei der Geburt, bei Krankheit und Tod – werden auch in Europa die Ahnen, das sind die verstorbenen Eltern und Vorfahren, auf besondere Weise einbezogen. Das Familienoberhaupt führt ein Ritual durch, das möglichst im Freien stattfindet, im Wald, auf dem Hof oder vor dem Hauseingang. Er spricht Gebete, ruft die Namen der Ahnen und gießt Wasser, Milch oder etwas von einem berauschenden Getränk, Palmwein oder Zuckerrohr-Schnaps, an einen Baum oder an eine Blume. Hiermit lädt er die Ahnen, deren Anwesenheit oben auf den Pflanzen erwartet wird, ehrfurchtsvoll ein. Dann werden ihnen die Familienanliegen mitgeteilt und ein guter Verlauf erbeten. Hier in Deutschland versucht man, die Zeremonie in gleicher Weise durchzuführen, oft muss man sich aber auf die Wohnung beschränken.

Die Ehre tugendhafter Menschen ist von großer Bedeutung, und so spielt auch die Begrüßung eine wichtige Rolle bei der Begegnung der Menschen. Sie sollte respektvoll sein und nicht zu kurz ausfallen. Die Arme vor der Brust zu verschränken wird als Überlegenheitshaltung angesehen. Es gilt bei manchen als Beleidigung, mit der linken Hand auf Menschen zu zeigen. In jedem Fall gibt und nimmt man Gegenstände immer mit der rechten Hand. Oft werden Gastgeschenke dankend angenommen, aber dann abgelegt und erst nach dem Besuch ausgepackt.

Muslimische Frauen tragen meistens entsprechend ihrer Tradition statt des typischen Kopftuches ein turbanartig gewickeltes, vielfarbiges Tuch. Sie können aber auch beide Tücher kombinieren oder ganz ohne Kopfbedeckung gehen.

Viele Afrikaner benutzen eine traditionelle bildhafte Sprache, mit der sie Tatbestände zu umschreiben gewohnt sind. Das kann unter Umständen zu Missverständnissen führen.

Die meisten älteren Afrikaner glauben, obwohl christlich oder muslimisch geprägt, an das Wirken von Geistern. Sie beeinflussen das Leben der Menschen eher negativ und können Krankheiten hervorrufen. Besonders wenn junge Menschen schwer erkranken und sterben, kann das nach ihrer Vorstellung keine natürliche, somatische Ursache haben. Krankheit wird zugefügt und betrifft den ganzen Menschen. Bestimmte Zeremonien sowie Amulette und Fetische dienen zum Schutz und zur Heilung.

Eine besondere Form des Geisterglaubens drückt sich im Voodoo-Kult aus (Voodoo bedeutet allgemein Gott). Diese Religionsform kennt viele eigene „Götter", die sowohl Böses wie Gutes bewirken können. Voodoo-Priester führen spezielle Zeremonien durch, in denen Nachbildungen dieser Götter im Mittelpunkt stehen. Die Priester handeln meist im Auftrag von Gläubigen, die aufgrund gestörter mitmenschlicher Beziehungen Rache nehmen wollen oder in ihrem Streben nach Macht und Reichtum anderen Menschen auf diese Weise Übles zufügen lassen. Die Voodoo-Priester können aber auch Vergiftungen heilen und ein unglückbeladenes Schicksal zum Guten wenden.

Eine alte, kulturelle Tradition ist die **„Beschneidung" von Mädchen**, die in mehreren Ländern Afrikas, aber auch in anderen Regionen der Welt unabhängig von jeder Religion verbreitet ist, auch wenn sie schon in vielen Staaten verboten wurde. Nach Schätzungen der Weltgesundheitsorganisation (WHO) sind weltweit etwa 150 Millionen Frauen betroffen. International wird meist der Begriff „Female Genital Mutilation" (FGM), das heißt weibliche Genitalverstümmelung, gebraucht. Viele verwenden auch den Ausdruck „Female Genital Cutting" (FGC). Man versteht darunter die teilweise oder völlige Entfernung der Klitoris, manchmal auch der Schamlippen – die so genannte pharaonische Beschneidung –, den Verschluss der Scheide bis auf eine winzige Öffnung sowie andere Verletzungen der weiblichen Geschlechtsorgane. Sie bewirken nicht nur, dass die Frauen Schmerz statt Lust beim Geschlechtsverkehr empfinden, sondern ziehen häufig auch Beschwerden beim Wasserlassen und während der Periode nach sich. Die allgemeine Infektionsgefahr ist stark erhöht. Viele Frauen sterben bei einem Schwangerschaftsabbruch oder bei der Geburt durch Infektionen oder Verbluten, auch das Leben der Neugeborenen ist bedroht. Nicht zuletzt leiden die meisten Betroffenen ihr Leben lang auch psychisch.

Mädchen und Frauen mussten notgedrungen diesen Ritus aus der Tradition heraus und um der Gemeinschaft willen über sich ergehen lassen, weil sie erst dadurch vollwertige Mitglieder der Großfamilie wurden und bessere Chancen auf dem Heiratsmarkt hatten. Andere versuchten und versuchen, sich durch Flucht zu entziehen.

Im Zuge der internationalen Migration und der Fluchtbewegungen ist die Genitalverstümmelung auch in europäischen Ländern zu einem Problem geworden. In Deutschland leben nach Angaben der Menschenrechtsorganisation Terre des Femmes (TdF) etwa 24 000 betroffene erwachsene Frauen. Auch hier werden laut TdF und Intact streng tabuisiert Beschneidungen vorgenommen, Tausende hier lebende minderjährige Mädchen – vorwiegend aus afrikanischen Ländern – sind gefährdet. Eine andere, häufig geübte Praxis ist die so genannte „Urlaubs-FGM", bei der Mädchen während der Ferien in die Heimat geschickt werden, um beschnitten zu werden.

In Deutschland gilt FGM eindeutig als schwere Körperverletzung, die durch nichts entschuldigt werden darf. Betroffene und Angehörige brauchen in vielen Fällen sensible und tatkräftige Unterstützung gegenüber konservativen Familienmitgliedern und Behörden, z. B. auch bei drohender Abschiebung.

Offiziell verboten wurde die weibliche Beschneidung in Benin, Kenia, Senegal, Tansania und Togo, ohne dass sich die Traditionalisten daran halten.

Im Krankenhaus und in Arztpraxen ist es selbstverständlich, dass mit diesem Thema behutsam umgegangen wird, wertende Äußerungen vermieden werden und die Betreuung durch weibliches Personal erfolgt. Oft kommen die Frauen mit ihren Beschwerden zu spät ins Krankenhaus. Immer wieder gibt es dann auch Missverständnisse, so wenn Frauen auf Nachfrage angeben, nicht „operiert" worden zu sein – nach einer Beschneidung hatte man sie nicht gefragt. Es kann vorkommen, dass Frauen nach einer Entbindung wieder vernäht werden wollen, weil sie damit rechnen müssen, dass diese Prozedur oder andere Praktiken sonst zu Hause durchgeführt werden.

Insbesondere Ärztinnen und Ärzte, Hebammen und Pflegerinnen können in ihrem beruflichen Umfeld dazu beitragen, diese Menschenrechtsverletzung zurückzudrängen.

Familienstrukturen

Es gibt patrilineare und matrilineare Bevölkerungsstrukturen in Afrika, das heißt, die Menschen definieren sich über den Familienzweig des Vaters oder der Mutter. Die ursprüngliche Familienstruktur ist matriarchalisch. Das Patriarchat wurde durch das Christentum und den Islam nach Afrika gebracht.

In vielen Ethnien haben die Mitglieder einer Familie nicht den gleichen Nachnamen. Wer gemeinsame Ahnen hat, lebt in einem Verband, einer Großfamilie zusammen. Dörfer mit mehreren Großfamilien werden von Ältesten, den Häuptlingen oder Königen regiert. In manchen Regionen Afrikas bestimmt ein Mann zusammen mit einer Frau die Geschicke der Gemeinschaft, bei matrilinearer Struktur eine Frau allein.

Das gesellschaftliche Leben ist geprägt von der Geborgenheit in der Großfamilie und von der Unterordnung persönlicher Bedürfnisse. Jedes Familienmitglied hat ein Gebrauchsrecht am Eigentum der Großfamilie. Vater, Mutter, Bruder und Schwester sind weiter gefasste Begriffe als in Europa. Großväter und Großmütter üben Einfluss auf die Erziehung der Kinder aus. Das spezifisch afrikanische „Wir-Denken" bezieht auch die Vorfahren mit ein, die zwar „tot sind, aber nicht von uns gegangen", die die Lebenden ständig begleiten. Den alten Menschen wird besonderer Respekt entgegengebracht. Sie repräsentieren die Fülle der Lebenserfahrung und der Weisheit, sie sind die Hüter der Familientradition.

Im Mittelpunkt einer Familie steht die Frau, sie kontrolliert alle Angelegenheiten im Haus. Zugleich hat sie in vielen Stämmen ausschließlich die verantwortungsvolle Rolle der Ernährerin.

Es gibt auch heute noch Familien mit mehreren Frauen. Früher herrschte eine klare Hierarchie unter ihnen: „Jeder kannte seinen Platz." Heute hat nicht zuletzt die Armut zu kleineren Familien und auch vermehrt zu Streitigkeiten unter den Frauen geführt. Der Mann ist meistens das Familienoberhaupt. Er stellt die Verbindung zwischen den Lebenden und den Ahnen her und ist Richter bei allen Familienangelegenheiten. Wenn die Familienmutter auf sich allein gestellt ist, entscheidet sie alles Lebensnotwendige.

Auch in Deutschland fühlen sich viele Afrikaner den Mitgliedern ihres Stammes, die hier leben, besonders verbunden. Im Krankenhaus freuen sie sich stets über viel Besuch.

Ernährung

Die meisten älteren Afrikaner ernähren sich traditionell anders als die Europäer. Sie bevorzugen ein bis zwei warme Mahlzeiten am Tag. Das Abkochen der Speisen hat in Afrika auch hygienische Gründe. Die Hauptmahlzeit gibt es am Abend. Im Krankenhaus sind sie mit dem Frühstück und dem Mittagessen einverstanden. Schwer erträglich ist für viele aber das kalte Abendbrot, denn „zu einem guten Schlaf gehört eine gute warme Mahlzeit". Käse – außer Weißkäse – wird oft abgelehnt. Rülpsen kann anzeigen, dass man satt ist. Zum Essen wird Wasser getrunken.

Alkoholmissbrauch und Rauchen sind gesellschaftlich verpönt. Viele Afrikaner, nicht nur die islamisch geprägten, essen kein Schweinefleisch, weil das Schwein als schmutziges Tier gilt.

Medizinische Besonderheiten

Viele der in Deutschland lebenden Afrikaner sind in ihrer Heimat mit der traditionellen, auf ganzheitliche Heilung bedachten Medizin aufgewachsen. Sie beruht auf jahrhundertealten Erfahrungen mit der Wirkung von Heilpflanzen, deren Rinde, Blätter, Samen oder Wurzeln von erfahrenen Medizinmännern verwendet werden. Oft sind nur bestimmte Pflanzen zu bestimmten Zeiten für bestimmte Menschen heilsam. Manche Afrikaner bringen eine Grundausstattung an Medikamenten in einer Art Hausapotheke aus der Heimat mit.

Hier in Deutschland werden im Allgemeinen alle medizinisch notwendigen Verordnungen und Maßnahmen akzeptiert.

Operationstermine sollten – natürlich außer im Notfall – mit dem Patienten besprochen werden, da es nach der Glaubensvorstellung vieler Afrikaner auf ein günstiges Datum ankommt. Ungünstige Termine können Angst vor der Operation hervorrufen und diese ungünstig beeinflussen. Aus dem gleichen Grunde ist es wichtig, dass Patienten ihre Amulette behalten.

Es kann sein, dass schwerkranke oder sterbende Menschen nach der längst verstorbenen Mutter rufen. Sie meinen damit die Ahnin und sind nicht – wie mancher annehmen könnte – verwirrt.

Narben in der Haut können von rituellen Einritzungen herrühren. Sie dienten zur Kennzeichnung einer Stammeszugehörigkeit. Die entstandenen Wunden wurden von Verwandten versorgt.

Geburt

In Afrika ist die Geburt Frauensache, die Anwesenheit von Männern wird von beiden Seiten abgelehnt. In Deutschland werden aber auch männliche Gynäkologen akzeptiert.

Wichtig ist die Namensgebung, die hier in Deutschland nach der Rückkehr in die Wohnung mit einer Zeremonie begangen wird. Da die Babys aber im Krankenhaus sofort einen Namen bekommen müssen, erhalten die Kinder traditionell – so ist es z. B. bei den Ghanaern – den Namen des Wochentages der Geburt (so heißen am Freitag geborene Jungen Kofi und Mädchen Afia).

Hier in Deutschland wünschen sich viele Frauen mehr Gelassenheit beim Warten auf die Nachgeburt, die möglichst von selbst kommen und nicht geholt werden sollte.

In vielen afrikanischen Völkern, besonders in den muslimisch geprägten, werden die Jungen beschnitten, oft nicht gleich nach der Geburt, sondern später, manchmal erst im Zusammenhang mit der Initiation mit 16 bzw. 17 Jahren.

Empfängnisverhütung

Sehr gläubige Menschen benutzen keine Verhütungsmittel. In vielen afrikanischen Ländern werden traditionelle Verhütungsmittel benutzt. Geheime Rezepturen auf Pflanzenbasis werden von Frau zu Frau weitergegeben. Männern gegenüber sind sie absolut tabu. Die häufigste Verhütungsmethode aber ist die Abtreibung mit allen damit verbundenen Risiken.

Schwangerschaftsabbruch

Schwangerschaftsabbrüche sind eigentlich tabu, weil sie gegen die Natur sind. Trotzdem werden sie, auch in Deutschland, sehr häufig vorgenommen. Zu schwerwiegenden Folgen können solche Abbrüche vor allem dann führen, wenn sie illegal vorgenommen werden.

Tod

Todkranke Patienten könnten den Wunsch äußern, zu Hause zu sterben. Dem Toten werden die Augen geschlossen und die Lippen mit Wasser benetzt. Es ist zunächst nicht so wichtig zu wissen, woran er gestorben ist. Wichtiger ist eine große Ruhe im Zusammenhang mit dem Tod. So wird vielleicht die Nachricht, dass ein Angehöriger oder Freund verstorben ist, erst nach einem gemeinsamen Essen mitgeteilt. Insbesondere sollten nicht Frauen als erste mit der Todesnachricht konfrontiert werden. Männer beraten gemeinsam, wie sie mit dieser Situation umgehen, und bitten nach Möglichkeit einen älteren Familienangehörigen um die Mitteilung.

Nach dem Tod

Begräbnisse stärken die Bindung zwischen den Mitgliedern eines Stammes auch hier in Deutschland. Im afrikanischen Dorf wird der Tote mit heißem Wasser, das von Kräutern duftet, gewaschen und mit bestimmten Pflanzen abgerieben. Dann wird er aufgebahrt, die Familienangehörigen und Freunde halten die ganze Nacht die Totenwache und singen. Am nächsten Tag wird der Sarg von allen Männern der Familie zum Friedhof getragen.

Weisheit ist wie ein Baobab (ein riesiger Baum),
ein Arm allein kann ihn nicht umschlingen.
(Sprichwort aus Togo)

Andere zu schicken beruhigt die Beine, aber nicht das Herz.
Gib deinem Nächsten nur die Heilkräuter (Medikamente),
die du auch selbst einnehmen würdest.
(Sprichwörter aus Guinea)

Shintoisten

Grundzüge der Religion in Japan

Unter dem Begriff „Shinto" ist eine Vielzahl religiöser Traditionen und lokaler Götterkulte in Japan zusammengefasst. Shinto bedeutet Weg der Götter.

Im Laufe vieler Jahrhunderte hatten sich der Ahnenkult und ursprüngliche Shinto-Vorstellungen einer beseelten Natur, deren Erscheinungen als göttlich verehrt wurden, mit verschiedenen Formen des Buddhismus verbunden und verschmolzen. Der Buddhismus (siehe Kapitel „Buddhisten") ist in Japan aber auch als eigenständige Religion vorhanden. Oberste Gottheit des Shinto-Glaubens ist die **Sonnengöttin Amaterasu Omikami**. Auf sie bezog sich der erste japanische Kaiser, der Tenno, als ihr direkter Nachkomme. So galt bis 1945 der jeweilige Tenno als „sichtbare Gottheit". Der Shintoismus wurde Staatsreligion und die rote Sonne das Symbol des Staates.

Nach dem zweiten Weltkrieg erfolgte die strikte Trennung von Staat und Religion. Für die japanische Gesellschaft gilt ein hoher Grad an Säkularisierung und ein starker Anpassungsdruck an die hochtechnisierte Wirtschaftswelt.

In Deutschland leben knapp 34 000 Japaner (2001).

Bitte, übertragen Sie die folgenden Angaben nicht einfach auf Ihre Patienten. Sie sollen Ihnen nur als Grundlage für eigenes Fragen und Erkunden dienen.

Religiöse und ethnische Bräuche

Eine wichtige Rolle im Zusammenleben der Menschen spielen die Ehrerbietung gegenüber Höherstehenden, besondere Höflichkeit gegenüber Gästen und ein unausgesprochenes Netz an Verpflichtungen innerhalb einer Gruppe. Die typisch japanische Begrüßungsform, die man auch in Deutschland hin und wieder wahrnehmen kann, ist die Verbeugung, deren Tiefe von Bedeutung ist.

Viele japanische Familien haben in ihrer Wohnung einen Hausaltar, auf dem oft neben einem verkleinerten Shinto-Schrein in Form eines Häuschens mit geschwungenem Dach auch Bilder der Ahnen stehen.

Auch wenn die Mehrzahl der Japaner sich nicht als religiös bezeichnet, haben sie doch oft eine pragmatische Einstellung zu religiösen Riten: Taufen werden häufig im Shinto-Schrein, Hochzeiten im Schrein oder in einer christlichen Kirche und Totenfeiern in einem buddhistischen Tempel begangen.

Zu den wichtigen **Festen** der Japaner gehören das dreitägige Neujahrsfest Anfang Januar und das Obon-Fest vom 13. bis 16. August. Das Obon-Fest ist ein buddhistisches

Totenfest, bei dem die Gläubigen nach Möglichkeit in ihre Heimatorte zurückkehren, um ihre Vorfahren zu ehren und deren Gräber zu pflegen.

Ernährung

Japaner bevorzugen fettarmes, gekochtes Essen, das warm zubereitet gegessen wird und nicht zu stark gewürzt ist. Scharfe Gewürze werden nach Geschmack extra verwendet. Brot mit Aufstrich zum Abendessen wird nicht als „Mahlzeit" betrachtet. Reis ist das Hauptnahrungsmittel.

Hygiene

In Bezug auf Hygiene gilt hohe Sensibilität. So tragen hustende und schnupfende Menschen Masken vor Mund und Nase. Jeder, der von draußen in die Wohnung kommt, zieht die Schuhe aus und wäscht sich die Hände.

Medizinische Besonderheiten

Da Japaner im Durchschnitt meist kleiner und schmaler sind als westliche Menschen, sollten Medikamente in der Regel in kleinerer Dosierung verabreicht werden. Aufgrund von Erfahrungswerten genügt manchmal die Kinderdosierung. Auch bei der Narkose sollte über geringere Mengen nachgedacht werden.

Viele Japaner sind es gewohnt, bei jedem Infekt Medikamente einzunehmen, Naturheilbehandlung ist ihnen kaum vertraut.

Transfusionen, Organspenden, Transplantationen

Bluttransfusionen sind möglich. Gegenüber Organentnahmen und -transplantationen herrscht bei Japanern größere Zurückhaltung als in Deutschland, obwohl jetzt die Gesetzeslage fast identisch ist. Im Zweifelsfall ist eine schriftliche Einverständniserklärung, die „Donor Card", des Betroffenen oder seiner Angehörigen einzuholen.

Geburt

Schwangere bevorzugen die natürliche Geburt, Kaiserschnitte sind in Japan sehr selten.

Empfängnisverhütung, Schwangerschaftsabbruch

Die natürliche Verhütung ohne äußere Hilfsmittel ist weit verbreitet. Darüber hinaus liegt die Verhütungsverantwortung weithin beim männlichen Partner (Kondom). Pille, Spirale u. Ä. sind unter Japanern wenig populär, eher wird ein Schwangerschaftsabbruch vorgenommen.

Tod

Viele Japaner haben ein intensives Verhältnis zu ihren verstorbenen Angehörigen, die als Ahnen große Verehrung genießen.

In Japan ist die Einäscherung gesetzlich vorgeschrieben.

Die Spanne eines Lebens bleibt die Spanne eines Lebens, ob man sie weinend oder lachend verbringt.
(Japanisches Sprichwort)

Sikhs

Grundzüge der Religion der Sikhs

Die Religionsgemeinschaft der Sikhs ist Ende des 15. Jahrhundert in Nordindien entstanden. In die vom Hinduismus geprägte Region waren seit dem 8. Jahrhundert islamische Einflüsse gedrungen. Während der Auseinandersetzungen zwischen den Religionen bildeten sich immer wieder Reformbewegungen, unter denen die der Sikhs die bis heute bedeutendste darstellt. Ihr Gründer, der Wanderprediger und **Guru** (= Lehrer) **Nanak** (1469–1539), verkündete die Botschaft von der Hingabe an einen einzigen, allmächtigen Gott: „Er ist der Gott aller Völker, darum können alle Menschen Geschwister sein." Gott dienen bedeutet, seiner Schöpfung zu dienen. Ein Sikh (= Schüler) soll mit harter Arbeit sein Einkommen verdienen, ein normales Familienleben führen und in allen Bereichen des Lebens ehrlich sein. Die Früchte seiner Arbeit soll der Sikh zuerst mit anderen teilen, bevor er an sich selbst denkt.

Guru Nanak übernahm die alte indische Lehre vom Karma, die besagt, dass der Mensch den Folgen seiner Taten bei seiner Wiedergeburt nicht entgehen kann. Er fügte aber die große Gnade Gottes ein, die den verantwortlich handelnden Menschen zuteil werden kann. Der Guru bestimmte einen seiner Schüler zu seinem Nachfolger; mit acht weiteren Gurus bilden sie die „goldene Kette" der zehn geistlichen Führer der Sikhs.

Die neue Lehre fand viele Anhänger und verbreitete sich schnell. So geriet sie in Widerspruch zu den jeweiligen religiösen und politischen Herrschern. Nachdem der Islam im Reich der Mogulen zur Staatsreligion ernannt worden war, eskalierte die Lage. Guru Nanak wie auch spätere Gurus wurden verfolgt und kamen ins Gefängnis, zwei von ihnen wurden hingerichtet. Aufgrund dieser Erfahrung verkündete der zehnte Guru Gobind Singh (1666–1708): „Wenn alle Mittel versagen, dann ist es gerechtfertigt, das Schwert zu ergreifen", und gründete den Orden der Khalsa, die Waffenbrüderschaft der Sikhs. Auf sie bezieht sich das kämpferische Symbol auf der gelben Fahne, das aus einem zweischneidigen Schwert in der Mitte eines Stahlringes und zwei ihn umfassenden Krummdolchen besteht.

Im Jahre 1799 konnte sich ein eigener Sikh-Staat im Nordwesten Indiens bilden, der aber schon 1849 durch die britische Kolonialmacht in Indien wieder aufgelöst wurde. Die Heimat der Sikhs ist das heutige indische Bundesland Pandschab.

Guru Gobind Singh beendete die Guru-Nachfolge und erklärte die von mehreren Gurus geschaffenen fast tausend Hymnen und Gebete sowie die mit Lehrtexten aus den Traditionen der Hindus und Muslime angereicherten Schriften zum Heiligen Buch. Er bestimmte dieses Buch, ***Guru Granth Sahib*** genannt, zu seinem lebendigen Nachfolger für alle Zeiten. Es steht im Mittelpunkt der sonntäglichen Gemeindefeier. Jeder Sikh, gleich ob Mann oder Frau, kann einen Gottesdienst leiten. Ein demokratisch gewählter Fünferrat führt die Gemeinde. Sie erhält sich durch freiwillige Spenden und viele ehrenamtliche Tätigkeiten.

Weltweit gibt es nach Schätzungen zwischen 22 und 23 Millionen Sikhs, die meisten von ihnen im indischen Pandschab. In Deutschland gehören etwa 5 000 vor allem indisch-stämmige Menschen der Sikh-Religion an.

Bitte, übertragen Sie die folgenden Angaben nicht einfach auf Ihre Patienten. Sie sollen Ihnen nur als Grundlage für eigenes Fragen und Erkunden dienen.

Religiöse und ethnische Bräuche

Über viele Jahrhunderte war der Turban die typische Kopfbedeckung eines Inders. Heute sind die meisten Turbanträger Sikhs, denn mit der Gründung der wehrhaften Khalsa-Gemeinschaft wurde das Tragen der fünf „K" verbindlich:
- langes Kopf- und Barthaar (Kesh) mit einem Turban – dieser besteht aus einem etwa fünf Meter langen dünnen Baumwollstoff – darüber;
- ein kleiner Holzkamm (Kangha) für die Sauberkeit;
- ein metallener Armreif (Kara) als Zeichen der Brüderlichkeit;
- eine locker sitzende, knielange Unterhose (Kacha), die das alte Lendentuch ablöste;
- ein Dolch (Kirpan), der heute ein Symbol für Würde, Mut und die Verteidigungsbereitschaft für die Schwachen und Unschuldigen ist.

Diese Vorschriften werden heute nicht mehr von allen Sikhs befolgt, so wird z. B. der Dolch kaum noch umgebunden. Den Turban tragen die Männer meistens in der Öffentlichkeit, Frauen können ihr Haar mit einem Kopfschal locker bedecken.

Der sonntägliche Gottesdienst besteht aus instrumental begleiteten Lesungen und Gebeten und einer im Anschluss an alle gereichten, gesegneten Süßspeise (Prasad).

Eine besondere Einrichtung der Sikhs ist die Gemeinschaftsküche, die im 16. Jahrhundert als sichtbares Zeichen der Auflösung der Kastentrennung eingeführt wurde. Alle Menschen, ob arm oder reich, auch Nicht-Sikhs, essen gemeinsam ein einfaches, aus Spenden finanziertes und von Ehrenamtlichen zubereitetes Mahl. Zu diesem Essen versammeln sich die Gemeindemitglieder in Deutschland meistens nach dem Gottesdienst.

Zu den religiösen Pflichten der Sikhs gehört das tägliche Morgen- und Abendgebet nach einer rituell notwendigen Waschung und in ordentlicher Bekleidung. Im Krankheitsfall sind Gebet und Meditation von besonderer Bedeutung, weil sie zur Heilung beitragen können. Manchmal brauchen Patienten Hilfe beim Waschen und beim Ordnen ihrer Kleidung.

Wenn Patienten eine Kopie des Heiligen Buches *Guru Granth Sahib* bei sich haben, so ist sie mit besonderem Respekt zu behandeln. Man darf sie nur mit gewaschenen Händen oder Einweghandschuhen anfassen oder nachdem man sie in ein Tuch gewickelt hat. Sie darf nie zu Füßen eines Menschen liegen oder gar auf der Erde. Ähnlich sind die oben genannten fünf „K" zu behandeln.

Das größte **Fest** der Sikhs ist das Neujahrsfest Baisakhi, das am 13. April gefeiert wird und sich auf die Gründung der Khalsa-Gemeinschaft 1699 bezieht. Im Pandschab wird damit zugleich der Beginn der Erntearbeit festlich begangen. Im Februar/März feiern die Sikhs das Hola-Mohalla-Fest und im Herbst das auch von Hindus begangene Lichterfest Divali. Hinzu kommen Gedenktage für vier der bedeutenderen Gurus.

Familienstrukturen

Die Sikhs bilden eine feste religiöse und soziale Gemeinschaft; alle Mitglieder werden als Erwachsene getauft. Mann und Frau sind gleichgestellt. Die Ehe gilt als heilig. Seit dem 16. Jahrhundert setzen sich die Sikhs gegen die damals in Indien übliche Witwenverbrennung, gegen die Tötung weiblicher Neugeborener und auch gegen die Verhüllung der Frauen ein. Um die schon in den Namen erkennbare unterschiedliche Kastenzugehörigkeit aufzuheben, wurden gleiche Familiennamen eingeführt. Alle Sikh-Männer heißen „Singh" (Löwe) und alle Frauen „Kaur" (Prinzessin). Da Singh ein alter indischer Name ist, gibt es auch Träger dieses Namens, die nicht Sikh sind. Im realen täglichen Leben herrscht die wenn auch relativ offene, aber doch traditionelle Rollenverteilung von Mann und Frau.

Der Besuch eines Kranken ist bei den Sikhs religiöse Pflicht, das bedeutet, dass viele Angehörige und Freunde den Patienten im Krankenhaus aufsuchen und Geschenke mitbringen.

Ernährung

Einige Sikhs sind Lacto-Vegetarier, d. h., sie meiden Fleisch, Wurst, Fisch und Eier, nehmen aber Milch und Milchprodukte zu sich. Rituell geschlachtetes (z. B. geschächtetes) Fleisch dürfen Sikhs auf keinen Fall essen. Tabak und Drogen lehnen sie ab, manche meiden auch Alkohol.

Sikhs bringen ihren Familienangehörigen im Krankenhaus gern selbst zubereitetes häusliches Essen mit. Sonntags ist es dann oft die gesegnete Süßspeise aus dem Gottesdienst, an der sie die Patienten teilhaben lassen. Sie hat eine spirituelle Bedeutung. Ihr Genuss sollte auch bei einer Diät ermöglicht werden.

Hygiene

Es gibt keine besonderen Reinheitsvorschriften. Sikhs möchten sich, wenn es möglich ist, unter laufendem Wasser waschen und nicht in einer Schüssel oder in der Badewanne. Viele bevorzugen nach dem Toilettengang ein Bidet.

Medizinische Besonderheiten

Für Sikhs ist das Leben, besonders das menschliche Leben, das größte Geschenk Gottes, das immer mit Respekt behandelt wird. Es ist daher ihre Pflicht, sich um die Gesunderhaltung zu bemühen und in jedem Krankheitsfall Rat und Hilfe zu suchen.

Vegetarier möchten über die Inhaltstoffe der Medikamente aufgeklärt werden. Alkohol und Rauschmittel sind zwar verboten, als Bestandteil einer notwendigen Medizin aber erlaubt.

Es ist wichtig, Familienmitglieder in die Diagnose und den Behandlungsplan einzuweihen und gegebenenfalls einzubeziehen. Bei Untersuchungen möchten Sikhs so weit wie möglich bedeckt bleiben. Natürlich sind gleichgeschlechtliche Pflegekräfte angenehm. Es entspannt auch die Situation, wenn ein Angehöriger bei Untersuchungen anwesend ist.

Vor einer Operation sollte der Patient die Gewissheit haben, dass seine Kleidung, besonders der Turban, mit Sorgfalt behandelt wird. Auch über die Entfernung von Haaren sollte mit ihm gesprochen werden.

Transfusionen, Organspenden und Transplantationen

Sie sind erlaubt, da sie Leben retten helfen. Trotzdem sollte die Meinung der Angehörigen vorher erfragt werden.

Geburt

Die Mutter wird meistens nach der Entbindung viel Verwandtenbesuch bekommen – es wird gemeinsam mit dem Austeilen von Süßigkeiten gefeiert. Wenn es möglich ist, wird der Wöchnerin eine Ruhepause von 40 Tagen gewährt, weil man davon ausgeht, dass sie besonders empfindlich gegen Kälte und Fieber ist. In Deutschland bekommt das Neugeborene seinen Namen wie hier üblich im Krankenhaus. Später, sobald die Mutter in der Lage ist, daran teilnehmen zu können, findet eine Namensfeier im Kreis der Gemeinde im Tempel, dem Gurdwara, statt.

Empfängnisverhütung

Empfängnisverhütung ist – für verheiratete Paare – erlaubt.

Schwangerschaftsabbruch

Schwangerschaftsabbruch ist ausschließlich bei Gefahr für das Leben der Mutter erlaubt und sollte vorher mit der Patientin und ihrer Familie besprochen werden.

Tod

Die Sikhs glauben an die Wiedergeburt der Seele. Der Mensch aber kann als höchstes Wesen innerhalb der Schöpfung die Kette der Wiedergeburten durch eigene Anstrengung und Gottes Gnade durchbrechen. Viele sehen den Tod als einen Schritt im Leben und nicht unbedingt als Grund zum Trauern an. Es ist aber wichtig, mit dem Sterbenden ein vertrauliches Gespräch zu führen, Maßnahmen zu erklären und die Angehörigen einzubeziehen. Viele Familienmitglieder möchten noch einmal zu Besuch kommen, den Sterbenden sehen und Hymnen und Gebete aus dem *Guru Granth Sahib*, dem heiligen Buch der Sikhs, vorlesen.

Nach dem Tod

Im Krankenhaus kann der Leichnam auch vom Pflegepersonal berührt werden, und die letzten Handlungen können an ihm vorgenommen werden, wenn die Angehörigen dies nach Absprache nicht selbst übernehmen. Für einen männlichen Leichnam gilt, dass er nicht entkleidet und die fünf Symbole der Sikhs nicht entfernt werden dürfen; ebenso darf das lange Haar der Verstorbenen nicht geschnitten werden, damit ihre Würde auch im Tod gewahrt bleibt.

In Indien werden Sikhs immer eingeäschert. In Deutschland hängt die Bestattungsart von mehreren Faktoren ab, sie sollte mit den Angehörigen besprochen werden.

Obduktion ist erlaubt, wenn sie notwendig ist.

„Sei wie die Lotusblume, die, obwohl sie ihre Wurzeln in schlammigem Wasser hat, dennoch darüber in wunderschöner Blüte steht."
(Guru Nanak, 1469–1539)

Yeziden

Die Yeziden (Aussprache: Jesiden) leiten ihren Namen von Êzî ab, das heißt Gott. Sie verstehen sich als von Gott geschaffene Menschen. Die yezidische Religionsgemeinschaft gehört ethnisch zu den Kurden, die in den Grenzgebieten zwischen Irak, Türkei, Syrien und Iran beheimatet sind.

Zu ihrem Schutz leben die Yeziden in homogenen Gruppen in Dörfern und Städten zusammen und halten ihre Glaubensvorstellungen und religiösen Riten geheim. Sie haben sich über viele Jahrhunderte hinweg von den Anhängern anderer Religionen abgeschlossen, so dass sie fast eine eigene Volksgruppe innerhalb der Kurden bilden. Obwohl ihre Religion kein Geheimbund ist, wurden sie bis heute Verdächtigungen und Anfeindungen ausgesetzt. Verfolgung und Zwangsislamisierung führten dazu, dass viele von ihnen in christlich geprägte Regionen der Länder des Nahen Ostens und nach Armenien und Georgien flüchteten.

Viele Yeziden kamen auch nach Westeuropa, vor allem nach Deutschland. Hier sind sie als bedrohte Minderheit anerkannt und genießen Bleiberecht. Wurden sie in ihren Herkunftsländern oft von fanatischen kurdischen Muslimen diskriminiert, halten sie hier in Deutschland häufig guten Kontakt zu den ihnen ethnisch vertrauten Kurden. Viele der „türkischen" Gastarbeiter und vor allem der späteren Flüchtlinge sind Kurden, nicht wenige von ihnen gehören zu den Yeziden.

In den Ländern des Nahen Ostens leben nach Angaben der Religionsvertreter etwa 800 000 Yeziden. In Deutschland, besonders in Niedersachsen und Nordrhein-Westfalen, bekennen sich ungefähr 40 000 Menschen zum Yezidentum.

Grundzüge der yezidischen Religion

Das Yezidentum ist eine monotheistische Religion, die im Laufe des 2. Jahrtausends v. u. Z. im Zweistromland entstanden ist. Ihre zentrale Glaubensaussage lautet: Gott hat die Welt erschaffen, er ist einzig, allmächtig, ewig, allgegenwärtig und ohne Gestalt. Es gibt keine böse Gegenkraft. So wie die Menschen sich bemühen sollen, nur gute Gedanken zu denken, gute Worte zu gebrauchen und gut zu handeln, so darf z. B. auch der Name des Bösen nie ausgesprochen werden. Da Gott fern ist, hat er als seine Stellvertreter und als Mittler zu den Menschen sieben Engel erschaffen. Der oberste der Engel und höchste Schutzgeist der Yeziden ist **Tausi Malek**, symbolisiert durch einen Pfau. Dieser schöne Vogel, ein Flügelwesen wie die Engel, verbindet Himmel und Erde miteinander. Sein Rad stellt die Sonne dar, die ebenso wie der Erzengel von den Gläubigen besonders verehrt wird.

Der Mystiker und Philosoph **Scheich Adi**, der im 11. Jahrhundert lebte, bekam von dem Engel Tausi Malek den göttlichen Auftrag, sich in Lalisch, einer sehr alten heiligen Stätte im kurdisch besiedelten heutigen Nordirak, niederzulassen und die Religion neu zu begründen. Lalisch wurde das zentrale Heiligtum der Yeziden. Hier befinden sich die Grabstätte von Scheich Adi und die beiden von ihm inspirierten Schriften, das *Buch der Offenbarung* und das *Schwarze Buch*. Sie enthalten die Glaubensvorstellungen der Yeziden sowie Vorschriften für das Zusammenleben in ihren Gemeinschaften. Aber nicht das Einhalten von Gesetzen, sondern allein der Glaube ist den Yeziden wichtig.

Bitte, übertragen sie die folgenden Angaben nicht einfach auf Ihre Patienten. Sie sollen Ihnen nur als Grundlage für eigenes Fragen und Erkunden dienen.

Religiöse und ethnische Bräuche

Yezide ist man durch die Geburt und durch die Zugehörigkeit zu einer der drei Haupt-Kasten. Vereinfacht gesagt, gibt es die beiden Kasten der religiösen Würdenträger – die Pire (kurdisch: die Alten, die Weisen) und die Scheichs (arabisch: ehrwürdige Männer) – sowie die große Kaste der Laien. Es darf nur innerhalb einer Kaste geheiratet werden. Das weltliche Oberhaupt der Yeziden ist der Emir, das geistliche ist der Baba Scheich. Er wird demokratisch aus allen drei Kasten und ihren Unterkasten gewählt, verwaltet die heiligen Stätten in Lalisch und kann für alle verbindliche Gebote erlassen. Die yezidischen Gruppen in Dörfern und Städten werden von einem oder mehreren Scheichs oder Pire geführt. Ihre Aufgabe ist es, die Fest- und Fastenzeiten zu verkünden und in ihren Häusern oder im Freien die religiösen Zeremonien durchzuführen.

Das religiöse Leben der Gläubigen spielt sich ausschließlich im häuslichen Bereich ab. Dazu gehört das tägliche Morgen-, Mittags- und Abendgebet, bei dem man sich möglichst bei geöffnetem Fenster zur Sonne wendet. Jede Familie hat einen kleinen Hausaltar, auf dem sich Abbildungen des Pfau-Symbols und des Heiligtums in Lalisch, religiöse Erinnerungsstücke und ein Behälter mit kleinen weißen Kugeln befinden. Diese Kugeln wurden in Lalisch aus der weißen Kalkerde und Wasser geformt und können hier mit Wasser vermengt wieder zum heiligen Quellwasser werden. Sie verbinden die Yeziden, Lebende und Verstorbene, miteinander und alle Yeziden auf der Welt mit Scheich Adi in Lalisch.

Der wöchentliche Feiertag der Yeziden ist der Mittwoch. Eins ihrer wichtigsten **Feste**, das Neujahrsfest Newroz, begehen sie wie alle iranischen Völker am 21. März. Am ersten Mittwoch im April nach julianischem Kalender (also am Mittwoch nach dem 14. April) wird das große Fest zu Ehren von Tausi Malek gefeiert, der an diesem Tag zur Erde kam und seine Pracht entfaltete. Zu seiner Begrüßung wuchs ein Teppich aus roten Blumen. So begehen die Yeziden diesen „Roten Mittwoch“ mit einem Strauß aus roten Blumen und Gewürzen, mit Tauwasser am Morgen und bemalten Eiern, mit Besuchen, Festessen und Tanz.

Vom 6. bis 13. Oktober feiern die Yeziden das Versammlungs- oder Scheich-Adi-Fest, das aber nur im Rahmen einer Pilgerfahrt nach Lalisch stattfindet. Dem Ezi-Fest im

Dezember gehen neun Fastentage voraus. Sie ziehen sich über drei Wochen hin und betreffen jeweils die Tage von Dienstag bis Donnerstag mit dem Höhepunkt am Mittwoch. Jeder Yezide sollte mindestens an drei Tagen fasten.

Familienstrukturen

In ihren Herkunftsländern leben die Yeziden in Großfamilien zusammen. Jeder Yezide aus einem der Laienstämme ist einem Scheich und einem Pir aus einer Scheich- oder Pir-Kaste zugeordnet. Dieser persönliche Bezug stellt ein Lehrer-Schüler-Verhältnis dar, ist aber bei den in Deutschland lebenden Yeziden eher eine Art Anerkennung der traditionellen Würdenträger dieser alten Kasten.

Außerdem wählt jeder Yezide „Khuh u Biraye Akhrete" (= eine Schwester und einen Bruder für das Jenseits), die aus einer Scheich- oder Pir-Familie stammen. Das heißt, man verbindet sich mit Menschen seines Vertrauens über die Kastengrenzen hinweg. Wichtig an diesem Kontakt ist die Beziehung über den Tod hinaus. Die Lebenden leisten ihren verstorbenen „Jenseitsgeschwistern" Beistand auf dem Weg zu Gott, und diese beschützen aus dem Jenseits heraus ihre Geschwister auf Erden.

Die Yeziden sagen: Man darf nie ohne einen Scheich und einen Pir und ohne einen Bruder und eine Schwester vor Gott treten. Diese engen Beziehungen der Yeziden untereinander bilden das tragende Netz ihrer Religionsgemeinschaft.

Jeder Yezide sollte heiraten, Mischehen mit Partnern aus anderen Kasten oder Religionen sind verboten. Polygamie und Scheidung sind zwar erlaubt, aber nicht erwünscht.

Hier in Deutschland kann es vorkommen, dass junge Leute aus der Abgeschlossenheit ihrer Familiengemeinschaft ausbrechen und eigene Wege suchen.

Ernährung

Yeziden dürfen Alkohol trinken, lehnen aber seinen unmäßigen Genuss ab.

Sie fasten im Zusammenhang mit dem Ezi-Fest Ende November/Anfang Dezember. Dazu gehört, dass kein Salat oder Kohl gegessen wird.

Hygiene

Da der erste Mensch Adam aus Feuer, Wasser, Luft und Erde gemacht wurde, dürfen diese heiligen vier Elemente nie verunreinigt werden.

Yeziden möchten sich vor den drei täglichen Gebeten das Gesicht und die Hände waschen. Sie verwenden niemals Pflegegegenstände anderer Menschen wie Kämme oder dergleichen.

Transfusionen, Organspenden, Transplantationen

Alles, was medizinisch notwendig ist, ist erlaubt. Sehr strenggläubige Scheichs oder Pire lehnen auch bei Lebensgefahr eine Bluttransfusion ab.

Geburt

Männlichen Babys sollen in einem der ungeraden ersten Lebensmonate von „ihrem" Scheich ein paar Haare an der rechten und linken Schläfe abgeschnitten werden. Dies geschieht auch hier in Deutschland im Rahmen einer feierlichen Zeremonie mit einem besonderen Gebet. Das Haar von Mädchen dagegen darf eigentlich lebenslang nicht abgeschnitten werden, denn Haare haben für Frauen einen hohen Symbolwert.

Nach alter, im Judentum entstandener Tradition ist es für männliche Yeziden Pflicht, sich unabhängig vom Lebensalter beschneiden zu lassen.

Empfängnisverhütung, Schwangerschaftsabbruch

Empfängnisverhütung und Schwangerschaftsabbruch sind ausschließlich bei medizinischer Indikation erlaubt.

Tod

Die Yeziden glauben an ein Weiterleben nach dem Tod, an die Wiedergeburt der Seele. Man legt den Sterbenden eine der weißen Kugeln in den Mund und gibt ihnen eine weitere in die Hand, damit sie im Jenseits als Yeziden erkennbar sind.

Nach dem Tod

Die rituelle Waschung der Toten übernimmt der persönliche Scheich zusammen mit dem Pir. Die „Jenseitsschwester" näht das Leichentuch.

Yeziden dürfen nicht neben Muslimen oder Christen beerdigt werden. Darum gibt es in Niedersachsen und Nordrhein-Westfalen eigene Yezidenfriedhöfe. Viele Yeziden wünschen sich nach Möglichkeit eine Bestattung in der Heimat. Gedenkfeiern finden am 3., 7. und 40. Tag nach Todeseintritt sowie am Jahrestag des Todes statt.

Gute Worte sind ein Frühling für Herzen.
(Yezidisches Sprichwort)

Ethnische Gemeinschaften in Deutschland

Kurden

Der Name der Kurden taucht zum ersten Mal bei den griechischen Geschichtsschreibern Herodot und Xenophon im 5. Jahrhundert v. u. Z. auf. Ihr Siedlungsraum erstreckte sich über das Gebiet zwischen dem Mittelmeer, dem Persischen Golf und dem Kaukasus. Er bildete eine Brücke zwischen der westlichen und der östlichen Welt und zeichnete sich durch fruchtbare Täler und reiche Bodenschätze aus. Dadurch zog er in allen Jahrhunderten Eroberer an, denen die in Stämme gegliederten Kurden keinen ausreichenden Widerstand entgegensetzen konnten.

Heute leben sie in den Grenzgebieten zwischen Türkei, Irak, Iran und Syrien. Sie kommen aber auch aus Staaten der ehemaligen Sowjetunion, aus dem Libanon, aus Israel oder anderen Ländern nach Deutschland.

Die statistischen Angaben über die Zahl der Kurden schwanken zwischen 25 und 40 Millionen Menschen, denn sie werden von keiner der über sie herrschenden Regierungen gezählt. So sind die Kurden das größte staatenlose Territorialvolk der Welt.

Ihre Sprache gliedert sich in die Dialekte Nord- und Süd-Kurmandschi, Gurani und Zaza. Viele sprechen natürlich auch die Sprache ihrer Herkunftsländer.

In Deutschland leben schätzungsweise 500 000–700 000 Kurden. Sie gelten offiziell als Türken, Iraker, Iraner oder Syrer mit den jeweiligen Pässen. Da ihre ethnische Herkunft seit einiger Zeit als asylrelevant gilt, wird sie vom Bundesamt für die Anerkennung ausländischer Flüchtlinge für diesen Personenkreis statistisch erfasst. So lag der Anteil der Kurden an den Asylbewerbern aus der Türkei (bis 2001) bei mehr als 80 %, bei den Irakern stellten sie 50 % der Flüchtlinge.

Bitte, übertragen sie die folgenden Angaben nicht einfach auf Ihre Patienten. Sie sollen Ihnen nur als Grundlage für eigenes Fragen und Erkunden dienen.

Die Religionen der Kurden

Die Mehrheit der Kurden ist – vereinfacht gesagt – muslimisch. Bevor islamische Herrscher vom 7. Jahrhundert an das Kurdengebiet eroberten und mit Gewalt missionierten, prägten mehrere Religionen das Land. Es gab den Kult des Sonnengottes Mithra, den von Zarathustra begründeten Feuerkult, das Judentum und das Christentum. Alle diese Religionen wurden über die Zeiten hinweg in ihren Inhalten und Riten miteinander verknüpft. Neue eigene Kultformen entstanden, die bis heute die Religionen der Kurden kennzeichnen. Man findet unter ihnen neben der größten Gruppe der sunnitischen Muslime auch Aleviten (siehe Kapitel „Aleviten“), Yeziden (siehe Kapitel „Yeziden“), Juden, Christen und Anhänger verschiedener Derwisch-Orden.

Gemeinsam ist ihnen der Glaube an Gott den Schöpfer, der allein und allgegenwärtig herrscht.

Die Muslime unter den Kurden anerkennen die „erste Säule des Islam“: Das Bekenntnis des Glaubens mit den Worten: Ich bezeuge, dass es keinen Gott gibt außer Gott und dass Muhammad sein Prophet ist. Auch das Fasten im Monat Ramadan und auch das Almosengeben werden von vielen, je nach Möglichkeit, ernst genommen. Den Freitag achten die Gläubigen als Feiertag. In Deutschland gibt es einige Moscheen, in denen sich die Kurden treffen.

Religiöse und ethnische Bräuche

Die Kurden leben, wenn sie Muslime sind, einen **toleranten Islam**. Die Frauen sind nicht verpflichtet, sich zu verhüllen, manchmal tragen sie ein locker geschlungenes Tuch. In der Gebetsausübung fühlen sie sich frei. Vielen ist das Abendgebet wichtig.

Eine wichtige Tradition bei vielen Kurden ist die Beschneidung von männlichen Jugendlichen an der Schwelle zum Erwachsenwerden.

Die Kurden feiern, soweit sie Muslime sind, die großen **Feste** des Islam, das Opferfest und den Fastenmonat Ramadan mit seinen abschließenden Feiertagen. Ihr wichtigstes Fest im Jahr aber ist Newroz, das kurdische Neujahrsfest, das zur Tagundnachtgleiche am 21. März begangen wird. Im Laufe der Geschichte hat es sich aus einer reinen Sonnenwendfeier immer mehr zu einem Freiheitsfest entwickelt, an dem die Kurden mit großen Feuern ihren gemeinsamen Widerstand gegen die Unterdrückung ihrer Identität bekräftigen.

Wie zu privaten und politischen Veranstaltungen gehören auch zu allen Kulthandlungen der Kurden Musik und Tanz. Männer und unverschleierte Frauen können gleichermaßen daran teilnehmen. Ganz allgemein sind ihnen die zwischenmenschlichen Beziehungen, der Dienst am Mitmenschen, wichtiger als das Beten und Fasten.

Familienstrukturen

Die Geschlechtertrennung ist bei vielen Kurden, besonders bei den Aleviten unter ihnen, weit schwächer ausgeprägt als im orthodoxen Islam. Männer und Frauen können einander die Hand geben.

Viele kurdische Familien kommen aus dörflichen Gegenden, wo sie in einer traditionsbewussten Gemeinschaft lebten und wo jeder in der Familie seinen respektierten Platz hatte. Die Familienstruktur war eher patriarchalisch. Die Frau musste einen Besitzer, Vater oder Ehemann, haben; sie hatte bei wichtigen Entscheidungen zu schweigen. Ein Mann könnte dort unter islamischem Einfluss auch heute noch mehrere Frauen haben. Die Verheiratung ist Familienangelegenheit, ein Brautpreis wird ausgehandelt. Die voreheliche Jungfräulichkeit der Braut ist von großer Bedeutung für die Ehre der Familie. Die im Kapitel Muslime, Familienstrukturen, genannten Probleme im Zusammenhang mit Zwangsverheiratung gelten vereinzelt auch in kurdischen Familien in Deutschland.

In den Zeiten der Arbeitsanwerbung (1965–1973) sind nicht nur kurdische Männer, sondern auch junge Frauen nach Deutschland gekommen, um hier zu arbeiten. Weitere Frauen sind im Rahmen von Familienzusammenführungen nachgezogen oder mit ihren Familien als Flüchtlinge nach Deutschland zugewandert. In der Migrationssituation verändern sich – wie bei den meisten Migranten auch – die alten Familienstrukturen und Rollenmuster. Die Männer, hier nicht selten einzige Ansprechpartner ihrer Frauen, haben mehr Außenkontakte, mehr Anpassungsdruck und weniger Zeit für sie. Und die schulpflichtigen Kinder müssen oft für die Mütter und Väter dolmetschen und übernehmen so ungewollt teilweise eine belastende Führungsrolle.

In einzelnen Fällen haben Frauen aber auch herausragende Stellungen eingenommen. Im kurdischen Norden des Irak oder in der Türkei gibt es heute Anwältinnen, Ärztinnen, Bauingenieurinnen, Journalistinnen und sogar Ministerinnen. Ebenso sind kurdische Akademikerinnen und Akademiker in Deutschland vertreten.

Ernährung

Die meisten Kurden lehnen das Essen von Schweinefleisch – wie es ihrer Tradition im Orient entspricht – ab. Auch erscheinen ihnen die deutschen Gerichte oft als lieblos zubereitet und nicht schmackhaft. Ihren Kindern machen sie keine Vorschriften, was das Essen in Schulen und Kindergärten oder bei Freunden anlangt. Alkohol wird nicht oder nur selten, z. B. Wein an Festtagen, getrunken.

Geburt

Die Kurden kennen die islamisch geprägte Sitte, dass der Vater oder ein männlicher Verwandter gleich nach der Geburt einen Gebetsruf in das rechte und dann in das linke Ohr des Neugeborenen flüstert. Dies soll das erste sein, was das Baby im Leben hört.

Empfängnisverhütung ist erlaubt.

Schwangerschaftsabbruch sollte möglichst nur bei medizinischer Indikation vorgenommen werden.

Tod

Viele Kurden glauben an ein Leben nach dem Tod. Sie sind überzeugt, dass der Tod Allahs Wille ist und als solcher akzeptiert werden sollte. Dies ist auch ein Trost für die Gläubigen. Viele Familienangehörige und Freunde möchten dem Sterbenden beistehen.

Nach dem Tod

Viele Kurden wollen nicht, dass der tote Körper von einem Unreinen berührt wird. Das Licht sollte so lange anbleiben, bis der Tote fortgetragen wird.

Der Leichnam wird so bald wie möglich nach dem Eintritt des Todes beerdigt, eine Einäscherung wird abgelehnt. Die Kurden sagen: „Der Körper geht zur Erde zurück, die Seele ist im Himmel. Sie bleibt aber in der Nähe der Angehörigen, besonders wenn sie in Not sind.“

Obduktion

Muslimische Angehörige könnten gegen Untersuchungen nach dem Tod sein. Es gibt aber keine religiösen Einwände, wenn sie medizinisch oder gesetzlich erforderlich sind.

Wo immer Leben, hörst du zu, wo immer Sterben, bist auch du!
Wir wissen nichts. Doch was weißt du? 's ist göttlich Art, das
Schwebenlassen, 's ist göttlich Rat, den wir nicht fassen.
(Aus einer „Anweisung für den Laien“, 7. Jahrhundert)

Roma und Sinti

Die Roma leben in vielen Ländern der Erde, vorwiegend aber in Europa. Sie fühlen sich miteinander verbunden durch ihre Herkunft und Geschichte, durch ihre Kultur und in dem Selbstbewusstsein, Roma zu sein. „Rom“ heißt in ihrer Sprache, dem Romanes, allgemein Mensch oder Mann, auch Ehemann. Der Begriff „Roma“ bezeichnet die größte ethnische Gruppe wie auch das gesamte Volk; die Sinti leben vor allem in Westeuropa. Der Name Zigeuner ist spätestens seit der Nazizeit ein diskriminierender Begriff. In englischsprachigen Ländern nannte man sie „gipsies“, weil man sie möglicherweise für Ägypter hielt.

Seit dem 9. Jahrhundert sind die Roma aus dem Nordwesten Indiens vertrieben worden und nach Kleinasien und Europa eingewandert. Erstmalig urkundlich erwähnt findet man sie 1407 in Hildesheim unter dem Namen Sinti (die vom „sindhu“, dem Indus), seitdem leben sie im deutschen Sprachraum. Hier waren sie wohl gelitten: Sie hatten Erfahrungen in der Heilkunst und brachten ihre Musik sowie als Reisende immer Neuigkeiten mit. Aber den Fürsten waren sie bald ein Dorn im Auge, weil sie sich relativ einfach ihrer Autorität und Kontrolle entzogen.

Am Ende des 15. Jahrhundert wurden sie auf zwei Reichstagen für vogelfrei erklärt – wenn jemand sie tötete, wurde er nicht bestraft. Es folgten viele weitere regionale Edikte gegen die Zuwanderer. Die einfachen Leute unter den Einheimischen schlossen daraus, dass die Roma schuldig sein müssten, und machten sie verantwortlich für Epidemien, Feuer und Mäuseplagen. Da sich die Roma nun nirgends mehr auf Dauer niederlassen konnten, wurde das Reisen für sie zur Überlebensstrategie.

Einen schrecklichen Höhepunkt in der Verfolgung der Sinti und Roma bildete der rassisch begründete Mord an ungefähr 500 000 Menschen in ganz Europa während der Herrschaft des Nationalsozialismus in Deutschland.

In der Nachkriegszeit blieb dieser Völkermord weithin unbekannt. Vorurteile, Diskriminierungen und sogar einige alte Gesetze bestanden weiter. Erst seit Anfang der siebziger Jahre konnten Sinti und Roma im Zuge der Bürgerrechtsbewegung auf ihr Schicksal aufmerksam machen. In den einzelnen Bundesländern wurden Landesverbände und schließlich 1982 der **Zentralrat Deutscher Sinti und Roma** gegründet. Das auch von Deutschland unterzeichnete „Rahmenübereinkommen des Europarates zum Schutz nationaler Minderheiten“ von 1998 sicherte den Sinti und Roma den Minderheitenstatus zu – allerdings nur den deutschen, nicht den zugewanderten.

Relativ günstige Lebensbedingungen hatten die Roma nach 1945 in Jugoslawien und Rumänien. Doch mit dem Zusammenbruch des Ostblocks und dem Krieg auf dem Balkan wurden die Roma wieder zu Außenseitern und zu ersten Opfern ethnischer Säuberungen. Viele von ihnen sind zunächst als Gastarbeiter, dann aber vermehrt als Flüchtlinge in die Bundesrepublik gekommen. Die meisten der deutschen sowie der zugewanderten Sinti und Roma sind seit Generationen ebenso sesshaft wie die Mehrheitsbevölkerung.

Beide Gruppen teilen die Erfahrungen von Ausgegrenztheit und Verfolgung. Viele der älteren Sinti und Roma, besonders die Überlebenden des Holocaust, leiden an den Spätfolgen medizinischer Experimente und an Traumata. Für die Zugewanderten sind Krankenhausaufenthalte oft mit der Angst verbunden, abgewiesen zu werden, weil ihnen in ihren Herkunftsländern immer wieder eine Hospitalbehandlung versagt worden ist.

In Deutschland leben schätzungsweise 70 000 deutsche Sinti und 20 000 deutsche Roma, mit den Zugewanderten sind es etwa 130 000. Weltweit nimmt man eine Zahl von 10 Millionen Sinti und Roma an.

Bitte, übertragen Sie die folgenden Angaben nicht einfach auf Ihre Patienten. Sie sollen Ihnen nur als Grundlage für eigenes Fragen und Erkunden dienen.

Die Religionen der Roma und Sinti

Die Roma bekennen sich, formal gesehen, jeweils zu dem Glauben der Völker, auf deren Territorien sie leben. Die meisten von ihnen sind Christen, und zwar – je nach ihrer Herkunft – orthodoxe Christen, Katholiken oder Protestanten, andere sind Muslime, vor allem aus dem ehemaligen Jugoslawien, der Türkei und Albanien, wieder andere sind Anhänger verschiedener Freikirchen, oft jedoch ohne Anbindung an die örtlichen Gemeinden. Ein Großteil der seit langem in Deutschland beheimateten Sinti sind Katholiken, die zu ihren jeweiligen Ortsgemeinden gehören.

In Romanes heißt Gott Devel, das bedeutet eher der Gebende – weniger der Herrschende.

Für fast alle Sinti und Roma – sogar auch für die Muslime – steht **Jesus** im Mittelpunkt ihres Glaubens, und **Maria** ist ihre große Schutzheilige.

Religiöse und ethnische Bräuche

Die meisten der in Deutschland beheimateten Sinti und Roma feiern ihre **Feste** wie die Mehrheitsbevölkerung. Auch die zugewanderten Roma begehen Ostern und Weihnachten oder Opferfest und Ramadan, aber sie halten zugleich an den in ihren Herkunftsländern überlieferten Feiertagen fest. Am 13./14. Januar begehen sie das Neujahrsfest Vasilica, an dem sie aufgrund einer alten Legende in der Heimat eine Pute verzehrten. Und am 6. Mai feiern sie das Fest ihres Schutzheiligen **Sankt Georg**, der als Drachentöter überliefert ist. Im Mittelpunkt stand früher das Schlachten eines Lammes, das als Opferlamm verstanden wurde und der Familie Segen bringen sollte. Weiterhin gibt es zahlreiche Feste zur Verehrung von Heiligen.

Das Feiern ihrer Feste ist für die Roma besonders wichtig, weil durch sie die Solidargemeinschaft der Großfamilie immer wieder gestärkt und erneuert wird. Zudem kann durch diese Treffen die Sprache der Roma lebendig erhalten werden. Außer den religiösen Festen sind Geburt, Taufe, Hochzeit und Beerdigung, aber auch Wallfahrten, zentrale Ereignisse, zu denen man oft von weither anreist – und das häufig mit dem Wohnwagen, um Hotelkosten zu sparen. Gastfreundschaft und Großzügigkeit spielen dabei eine ebenso wichtige Rolle wie Musik und Tanz, die im Mittelpunkt jeder Feier stehen.

Familienstrukturen

Da die Sinti und Roma keinen eigenen Staat haben, ist die Großfamilie für sie die verbindliche Gesellschaftsstruktur. Das kollektive Bewusstsein prägt ihr Leben stärker als das individuelle.

Die ältere Generation wird von allen geachtet, man widerspricht alten Menschen nicht und lässt sie nie allein. Es ist undenkbar, dass sie in ein Senioren- oder Pflegeheim gebracht würden. Innerhalb der Familie besprechen Vater und Mutter alle Dinge gemeinsam, in der Öffentlichkeit nimmt der Mann die Vertretung der Angehörigen wahr. In den Familien zugewanderter Roma suchen manchmal noch die Eltern den Ehemann für ihre Töchter aus. Heute haben viele Sinti, aber auch Roma unter den Zugewanderten, die in ihren Herkunftsländern assimiliert waren, eine gute Ausbildung.

Für die Sinti und Roma ist es selbstverständlich, dass nach Möglichkeit die ganze Familie einen Patienten aus ihrer Mitte täglich im Krankenhaus besucht. Aber aus Rücksicht gegenüber anderen Patienten wird der Besuch auch eingeschränkt. Gern möchte man bei schwerkranken Angehörigen über Nacht bleiben.

Es ist sinnvoll, im Rahmen einer Krankenbehandlung die Familienmitglieder einzubeziehen.

Ernährung

Die Sinti und die meisten zugewanderten Roma haben keine Probleme mit dem Essen im Krankenhaus. Eine ihrer Lieblingsmahlzeiten ist Lammfleisch mit Weißbrot. Die deutschstämmigen Sinti und Roma bevorzugen ihr eigenes Geschirr und Besteck.

Geburt

Bei den zugewanderten Roma gibt es besondere Traditionen anlässlich der Geburt. So wurden in Serbien dem jungen Vater die Kleider zerrissen. Man feiert mit einem Festmahl, Musik und Tanz am 3. Tag die Namensgebung und am 41. Tag die Verkündung des Schicksals für das Neugeborene durch drei heilige Frauen. Auch nach einem halben und nach einem Jahr wird der neue Erdenbürger gefeiert.

Tod

Sinti und Roma glauben an ein Weiterleben der Seele nach dem Tod. Von allen Beteiligten wird die besondere Achtung der Würde des Toten erwartet.

Das Sterben im Krankenhaus empfinden Sinti und Roma als besonders schlimm. Die Familien setzen alles daran, ihre Angehörigen nach Hause zu holen. Todkranke Patienten werden nie allein gelassen, und es ist der Familie ein Anliegen, ihre letzten Wünsche zu erfüllen.

Nach dem Tod

Nach dem Tod kommen die ganze Familie und alle Freunde zusammen, um in großer Ruhe und mit viel Zeit von dem Verstorbenen Abschied zu nehmen.

Viele Roma beachten bestimmte Trauervorschriften, die man erfragen sollte. Die allgemeine Trauerfarbe ist Schwarz.

Sinti und Roma bevorzugen die Erdbestattung. Der Tote sollte nach Möglichkeit eine Nacht lang zu Hause in seinen eigenen Kleidern aufgebahrt und am nächsten Morgen beerdigt werden. Die ganze Familie begleitet den Sarg, der von den männlichen Angehörigen getragen wird. Es wird klassische oder traditionelle Musik gespielt. Nach alter Überlieferung rasieren sich die Männer frühestens drei Tage nach dem Todesfall. Bei den zugewanderten Roma bleiben die Frauen meistens während der Beerdigung zu Hause. Das erste Totengedenken findet drei Tage nach dem Tod statt und dann wieder am 7. und am 41. Tag, nach einem halben und nach einem Jahr.

Gott schütze dich!
(Dies ist die wichtigste und am häufigsten
gebrauchte Segensformel der Sinti)

Danksagung

Mein erster Dank gilt den Mitgliedern der Arbeitsgruppe in der Charité Berlin, die in der Zeit von Januar 2002 bis Juli 2003 zusammentrat: Dr. Ulrich Dehn, Rosemarie Dittrich, Ingrid Hamel und Prof. Dr. Uwe Körner.

Für Interviews und Textkorrekturen danke ich:

bei den **Aleviten:** Hassan Kilavuz, Vorsitzender des Geistlichen Rates der Alevitischen Föderation in Deutschland; Ayten Köse, Quartiersmanagerin Berlin; Dr. med. Yüksel Özdemir;

bei den **Baha'i:** Elisabeth Buthmann, Werkstatt der Religionen Berlin; Peter Scheffel, Baha'i Büro Berlin;

bei den **Buddhisten:** Dang tu Dung, Migrant aus Vietnam; Renate Noack, Religionslehrerin; Jens-Peter Richnow, Hrsg. Südostasien-Magazin *Farang*; Dr. med. Wilfried Reuter; Cheng Kuo Ting, China, Tempel Fo-Guang Shan Berlin;

bei den **katholischen und evangelischen Christen:** Klaus Becker, Diakon; Ingrid Hamel, Krankenhausseelsorgerin; Dr. Andreas Hölscher, Werkstatt der Religionen Berlin; Eva Schirmer, Pfarrfrau und Autorin;

bei den **Freikirchen und christlichen Gemeinschaften:** Thomas Marschner, Gemeinschaft der Siebenten-Tags-Adventisten; Johannes Urbisch, Alt-Katholische Kirche; Theodor Clemens, Evangelische Brüder-Unität; Margaretha Andersson, Heilsarmee; Hans Michalski, Evangelisch-methodistische Kirche; Margot Krüger, Bund Freikirchlicher Pfingstgemeinden;

bei den **orthodoxen Christen:** Erzpriester Konstantinos Drakonakis; Dr. med. Miltiades Terzopoulos;

bei den **altorientalisch-orthodoxen Christen:** Amil Gorgis, Syrisch-Orthodoxe Kirche; Sona Tchoukassizian Eypper, Armenisch-Apostolische Kirche; Abba Berhanemeskel Tedla Mengistu und Abraham Tessera Beyene, Äthiopisch-Orthodoxe Kirche; Erzpriester Girgis Al Moharaky und Dr. med. George Sergius, Koptisch-Orthodoxe Kirche;

bei den **Hindus:** Sumathi Sekaran, Werkstatt der Religionen; Dr. med. Vivek Lugani; Dr. Avnish Lugani, Hindu-Experte;

bei den **Juden:** Frau Mirjam Marcus, Judaistin, Referentin im Pflegebereich;

bei den **Konfuzianern und Daoisten:** Dr. Volker Olles, Sinologe; Dr. Yanping Wu, Expertin für Traditionelle Chinesische Medizin;

bei den **Muslimen:** Ayse Eryigit, Hodscha, und Zehra Özcan, Islamische Gemeinschaft Mariendorf; Brigitte Kannacher-Ataya; Omar Ataya, Arzt; Burhan Kesici, Islamische Föderation Berlin; Michael Muhammad Abduh Pfaff, Vorsitzender Deutsche Muslimliga;

bei den **Naturreligionen aus Afrika:** Mark Kofi Asamoah, Ghana; Fana Ascfaw, Eritrea; Mohammed Baba, Kamerun; Hadja Kaba, Guinea, Projekt Mama Afrika; Sabine Müller, bioethnische Medizinerin; Abdel Moniem Mukhtar, Sudan, Magister Public Health; Dr. Joseph Rohrmayer, Afrika Center Berlin; Ousmane Tourè, Guinea, Mediziner;

bei den **Shintoisten:** Dr. Ulrich Dehn, Evangelische Zentralstelle für Weltanschauungsfragen in Zusammenarbeit mit Migrantinnen aus Japan;

bei den **Sikhs:** Ranjel Kaur/Singh, Frauensprecherin der Sikh-Gemeinde Berlin; Amarjeet Singh, Sprecher der Sikh-Gemeinde Berlin;

bei den **Yeziden:** Hadjan Darvis, Vorsitzender der Yezidischen Zentralvereinigung Deutschland; Chaukeddin Issa, Lalisch-Zentrum Berlin;

bei den **Kurden:** Najat Mahwi, Kurdisches Forum in Deutschland; Dr. Kemal Fuad, Kulturwissenschaftler, Sulaimanya, Irak;

bei den **Roma und Sinti:** Dr. Rajko Djuric, Romano Rat e. V.; Petra Rosenberg, Landesverband der Deutschen Sinti und Roma Berlin-Brandenburg; drei Romafamilien aus dem ehemaligen Jugoslawien.

Mein besonderer Dank für die Arbeit an jeweils einem Kapitel gilt Eva Schirmer (Katholische und evangelische Christen, christliche Gemeinschaften und Freikirchen) und Dr. Ulrich Dehn (Shintoisten).

Für die Durchsicht der Texte und wertvolle Anregungen danke ich Nicole André, M. A. Religionswissenschaften; John Röhe, Büro des Beauftragten des Senats von Berlin für Integration und Migration; Dr. Dursun Tan, Soziologe (Kapitel: Kurden, Yeziden, Aleviten); Taner Yüksel, M. A. Arabistik, sowie Christina Knauth für ein Buchexzerpt.

Auch den Autoren ausgewählter Literatur möchte ich danken:

Geschäftsstelle des Ökumenischen Rates Berlin-Brandenburg (Hg.), Der Ökumenische Rat Berlin-Brandenburg, Ein Leitfaden – 2004

Nils Grübel und Stefan Rademacher (Hg.), Religionen in Berlin, Weißensee Verlag, Berlin 2003

Julien Koku Kita, Afrikanische und europäische Mentalitäten im Vergleich, LIT Verlag, Münster-Hamburg-London, 2003

C. Schmalz-Jakobsen und Georg Hansen (Hg.), Ethnische Minderheiten in der Bundesrepublik Deutschland, C. H. Beck-Verlag, München 1995

Jakob Silbiger, Die Bedürfnisse des jüdischen Patienten in einem nichtjüdischen Spital, Die Schwester/Der Pfleger 18. Jahrg 1/79

Gabriele Yonan, Weltreligionen in Berlin, Die Ausländerbeauftragte des Senats von Berlin (Hg.), 1993

Amir M. A. Zaidan, Karola Khan, Islam und Medizin, Muslime in der Klinik, Islamische Religionsgemeinschaft Hessen, 1999

Gertrud Wagemann

Vielfältige, hilfreiche und verlässliche Informationen zu Daten, Hintergründen und Inhalten von Religionen finden sich auch beim Religionswissenschaftlichen Medien- und Informationsdienst e. V. Empfehlenswert für kurzfristige und aktuelle Informationen ist die Internetseite des Vereins: http://www.remid.de

REMID-Geschäftsstelle
Universitätsstraße 55 – D-35037 Marburg
Tel. und Fax: 0 64 21 / 6 42 70
remid@t-online.de

Ein **farbiges Kalenderposter** (DIN A3) mit den Festen der Weltreligionen ist jeweils im November für das kommende Jahr erhältlich bei dem
Integrationsbeauftragten des Senats von Berlin, Potsdamer Str. 65, 10785 Berlin,
Tel. 030/9017 23 57, Fax 030/262 54 07,
E-Mail: Integrationsbeauftragter@auslb.verwalt-berlin.de,
Internet: www.berlin.de/AuslB

Forum
Migration Gesundheit Integration

herausgegeben von:
Ramazan Salman, Dr, Thomas Hegemann,
Dr. Jürgen Collatz & Prof. Dr. Wielant Machleidt

Band 1
Begutachtung im interkulturellen Feld.
Zur Lage der Migranten und zur Qualität
ihrer sozialgerichtlichen und sozialmedizinischen Begutachtung in Deutschland
Jürgen Collatz, Winfried Hackhausen & Ramazan Salman (Hg.)
267 Seiten • ISBN 3-86135-290-7

Band 2
Interkulturelle Beratung.
Grundlagen, Anwendungsbereiche und Kontexte
in der psychosozialen und gesundheitlichen Versorgung
Thomas Hegemann & Britta Lenk-Neumann (Hg.)
197 Seiten • ISBN 3-86135-291-5

Band 3
Gertrud Wagemann
Verständnis fördert Heilung.
Der religiöse Hintergrund von Patienten aus unterschiedlichen Kulturen.
Ein Leitfaden für Ärzte, Pflegekräfte, Berater und Betreuer
123 Seiten • ISBN 3-86135-292-3

Band 4
Sonnenberger Leitlinien.
Integration von Migranten in Psychiatrie und Psychotherapie.
Erfahrungen und Konzepte in Deutschland und Europa
Wielant Machleidt u. a. (Hg.)
ca. 300 Seiten • ISBN 3-86135-293-1

Das transkulturelle Psychoforum

herausgegeben von Thomas Heise & Judith Schuler

Band 1: **Transkulturelle Begutachtung**. Qualitätssicherung sozialgerichtlicher und sozialmedizinischer Begutachtung für Arbeitsmigranten in Deutschland.
hrsg. von J. Collatz, E. Koch, R. Salman & W. Machleidt
ISBN 3-86135-130-7

Band 2: **Psychiatrie im Kulturvergleich**. Beiträge des Symposiums 1994 des Referats transkulturelle Psychiatrie der DGPPN im Zentrum für Psychiatrie Reichenau
hrsg. von K. Hoffmann & W. Machleidt
ISBN 3-86135-131-5

Band 3: **Psychosoziale Betreuung und psychiatrische Behandlung von Spätaussiedlern**
hrsg. von Thomas Heise & Jürgen Collatz
ISBN 3-86135-132-3

Band 4: **Transkulturelle Psychotherapie**. Hilfen im ärztlichen und therapeutischen Umgang mit ausländischen Mitbürgern
hrsg. von Thomas Heise
ISBN 3-865135-133-1

Band 5: **Transkulturelle Beratung, Psychotherapie und Psychiatrie in Deutschland**
hrsg. von Thomas Heise
ISBN 3-86135-138-2

Band 6: ZHAO Xudong: **Die Einführung systemischer Familientherapie in China als ein kulturelles Projekt**
ISBN 3-86135-135-8

Band 7: Hamid Peseschkian: **Die russische Seele im Spiegel der Psychotherapie**. Ein Beitrag zur Entwicklung einer transkulturellen Psychotherapie
ISBN 3-86135-136-6

Band 8: Thomas Heise: ***Qigong* in der VR China**. Entwicklung, Theorie und Praxis
ISBN 3-86135-137-4

Band 9: Andreas Heinz: **Anthropologische und evolutionäre Modelle in der Schizophrenieforschung**
ISBN 3-86135-139-0

Band 10: Julia Kleinhenz: **Chinesische Diätetik.** Medizin aus dem Kochtopf
ISBN 3-86135-140-4

Band 11: Hans-Jörg Assion: **Traditionelle Heilpraktiken türkischer Migranten**
ISBN 3-86135-141-2